中国

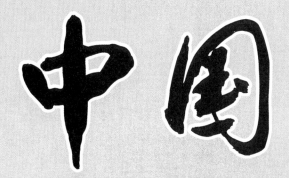

传统药食同源物质

曹晖 胡文忠 王孝涛 主编

图典

全国百佳图书出版单位

中国中医药出版社

·北京·

图书在版编目（CIP）数据

中国传统药食同源物质图典 / 曹晖，胡文忠，王孝涛
主编 . -- 北京：中国中医药出版社，2024.10
ISBN 978-7-5132-8922-1

Ⅰ. R282-64

中国国家版本馆 CIP 数据核字第 2024K6R604 号

中国中医药出版社出版

北京经济技术开发区科创十三街 31 号院二区 8 号楼
邮政编码　100176
传真　010-64405721
北京盛通印刷股份有限公司印刷
各地新华书店经销

开本 889×1194　1/16　印张 12.75　字数 290 千字
2024 年 10 月第 1 版　2024 年 10 月第 1 次印刷
书号　ISBN 978 – 7 – 5132 – 8922 – 1

定价　228.00 元
网址　www.cptcm.com

服 务 热 线　010-64405510
购 书 热 线　010-89535836
维 权 打 假　010-64405753

微信服务号　zgzyycbs
微商城网址　https://kdt.im/LIdUGr
官 方 微 博　http://e.weibo.com/cptcm
天猫旗舰店网址　https://zgzyycbs.tmall.com

如有印装质量问题请与本社出版部联系〔010-64405510〕

《中国传统药食同源物质图典》编委会

　　人类在长期生产、生活实践中，创造了具有地域性、民族特色的优秀传统文化，以多种方式世世代代传承，并不断创新，这是各民族智慧与文明的结晶，是全人类共同的宝贵财富，也是一种不可再生的稀有资源。中医药是中华民族原创和传承的关于自然、人体、疾病等的传统实践知识，已有几千年历史，并具有传统原创性。《国家级非物质文化遗产代表性项目名录》收入中医养生（药膳八珍汤、灵源万应茶、永定万应茶）、维吾尔医药（食物疗法）。笔者之一（王孝涛）是经原文化部确认的首批中医药国家级非遗代表性传承人。

　　日常生活中被大众用作烹调食材的营养之品，如大枣、芝麻、龙眼、荔枝、山楂、乌梅、核桃、杏仁、花椒、小茴香、砂仁、蜂蜜等，既属于药材，有良好的医疗功效，也能当作食材，即药食两用物质。因为这些药材和食材的来源是相同的，亦即药食同源。其中最体现此理论应用的一个例子就是药膳。

　　人们在遵循中医学理论及"辨证施食"法则的基础上，将这些药食同源之物与日常食材相结合，采用不同的烹调方式加以制作，便成为民间防病治病的食疗药膳。药膳取药物之性，用食物之味，药助食威，食借药力，二者相辅相成，从而达到"药食同疗"的目的。药膳既不同于一般的中药方剂，又有别于普通饮食。它"寓医于食"：既将药物作为食物，又将食物赋以药用；既具有营养价值，又可防病治病、强身健体、延年益寿。因此，药膳是一种兼有药物功效和食品美味的特殊膳食。它既可以使食用者得到美食享受，又能使其在享受中滋补身体，治疗疾病。

　　我国药食同源相关图书的出版工作 21 世纪初才开始，代表性著作有李乾构先生的《药食同源·食物卷》与《药食同源·药物卷》（2007 年，华夏出版社）。其后，蔡宛如等编撰《药食同源：传承千年的食疗养生智慧》（2012 年，浙江科学技术出版社）、胡瑛君编撰《药食同源》（2016 年，中医古籍出版社）、张广清等编撰《精编药食同源手册》（2014 年，上海科学技术出版社）、胡文臻编撰《中国药食同源研究·第一辑》（2019 年，中国社会科学出版社）等，着重介绍的是食物药性及药膳、食疗等用法，而李健的《图解药食同源食疗大百科》（2014 年，福建科学技术出版社）与尚云青的《保健药物食物全图鉴》（2016 年，江苏科学技术出版社）主要涉及食疗、药膳配方和饮食疗病等现代内容，配以彩色图像资料。此外，屈咲何的《药食同源益健康》（2010 年，解放军出版社）、由能力的《药食同源祛百病》（2010 年，人民军医出版社）、付桂英的《药食同源话养生》（2012 年，金盾出版社）及周文东的《药食同源日常应用 3000 例》（2015 年，重庆出版社）等主要以医病、防病、养

前 ◉ 言

生、滋补等为目的介绍一般食物常识。

由于古代印刷术的限制，古籍的彩绘本数量稀少，流传于世的历代本草彩绘图谱的珍稀善本大多珍藏在图书馆，一般读者难以阅读。作者长期从事中药本草文献和药食同源研究，在数十年的工作中搜集了明宫廷太医院编修的《本草品汇精要》《食物本草》《补遗雷公炮制便览》《金石昆虫草木状》《履巉岩本草》，以及日本岩琦常正《本草图谱》、奥地利 *Flora Sinensis*（《中国植物志》）等十余部中外图书馆保存的古籍文献中的万余幅中药彩绘图谱资料。本书在此基础上，结合药食同源理论，按照"尊重、保护、传承、发展"宗旨，以科学性、学术性、艺术性三者兼顾为原则编撰。全书分总论与各论两部分，总论主要论述中国药食同源历史沿革、现状及发展趋势，各论从国家相关部门发布的按照传统既是食品又是中药材物质、新食品原料、可用于保健食品的真菌菌种、食用农产品，以及历代食物（救荒）本草文献收载的相关具有保健功能的食物品种（主要在果部、米谷部、菜部、草部、木部、禽兽部、鱼鳞部、味部）中精心选取应用较广泛的 173 味，配之中外古籍珍贵彩绘图谱，结合现代研究成果，按照品名、别名、来源、传统食用、现代食用等项进行介绍，图文并茂，极具特色，填补药食同源物质图典之空白。本书品名按拼音顺序排列，以《中国药典》法定中药名称为主，在【别名】中说明该药材在本草著作中的曾用名，或食品（食材）名、农产品名等。如《中国药典》中的乌梅，在《食物本草》中有梅实、梅子、青梅等别名，鱼腥草则有蕺菜等别名，萱草、昆布、芫荽、蕲蛇等中药分别有黄花菜、海带、香菜、蝮蛇等食材名。

通过本书，读者可跨越时空藩篱，将药食同源精品尽收眼底。本书不但适合国内外中医药学界、保健食品行业人士参考，也适用于餐饮业厨师、普通大众日常欣赏。

我们要特别感谢为本书编撰付出辛勤劳动的暨南大学岭南传统中药研究中心的研究生和珠海科技学院药品食品科学学院（国家中药现代化工程技术研究中心药食同源与健康分中心）的师生们。

由于编者水平有限，加上时间仓促，书中疏漏错误之处在所难免，敬请读者提出宝贵意见，以便再版时修订提高。

主编

2024 年 2 月

本书图谱来源说明

1.《御制本草品汇精要》弘治本，明太医院等于弘治十八年（1505）编撰，日本大阪杏雨书屋藏（简称《品汇精要》）。

2.《食物本草》嘉靖本，明宫廷于嘉靖年间编撰，国家图书馆和杏雨书屋藏（简称《食物本草》）。

3.《补遗雷公炮制便览》万历本，明宫廷于万历辛卯年（1591）编撰，中国中医科学院图书馆藏（简称《炮制便览》）。

4.《金石昆虫草木状》万历彩绘本及其传摹本，明代文俶于万历四十五年至四十八年（1617～1620）绘制，台湾图书馆藏（简称《草木状》）。

5.《履巉岩本草》宋绘明抄本，宋代王介于嘉定庚辰年（1220）撰绘，国家图书馆藏（简称《履巉岩》）。

6.《本草图谱》江户本，日本岩崎常正于文政十一年（1828）撰绘，日本富山大学图书馆藏（简称《本草图谱》）。

7.《中国植物志》（*Flora Sinensis*）拉丁文版，波兰卜弥格（R. P. Michaele Boym）撰绘，奥地利维也纳1656年彩印本，杏雨书屋藏（简称《植物志》）。

总论

各论

目 ● 录

目 ● 录

目 ◉ 录

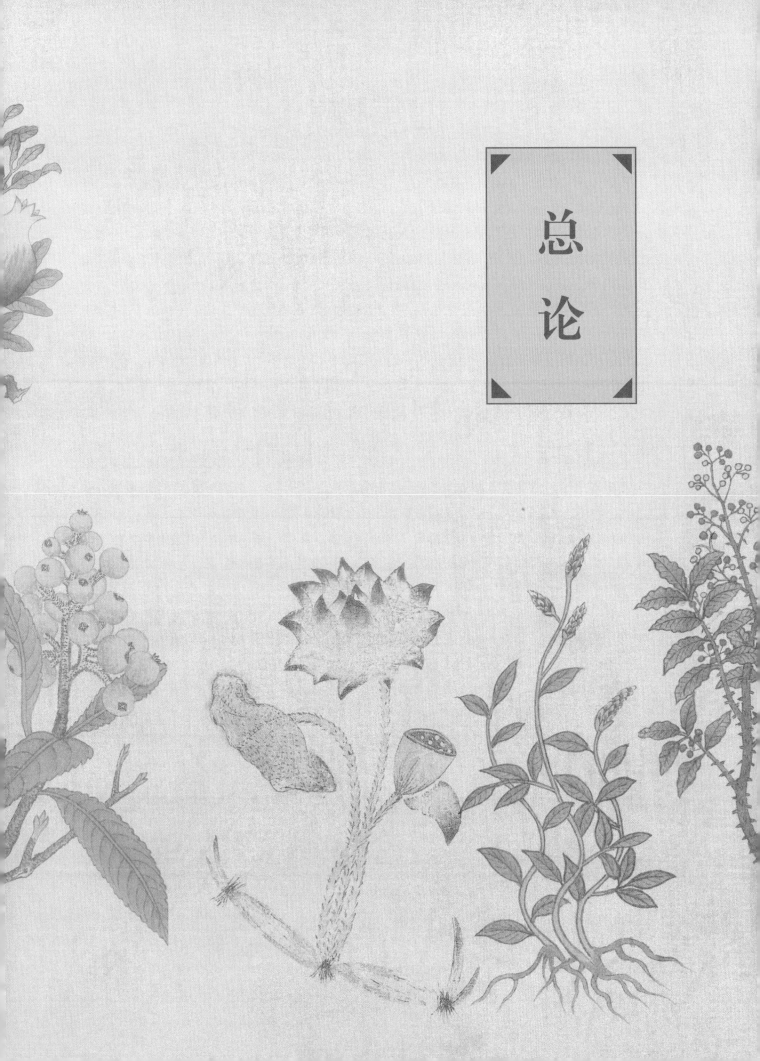

总论

人类在长期生活、生产实践中，创造了具有地域性、民族特色的灿烂的传统文化，并以多种方式世代传承，不断创新，这是各民族智慧的结晶，是全人类共同的宝贵财富。我国素有"食疗不愈，然后命药"的"药食同源"之说。

食治（食疗）在我国有着悠久的历史。传统的"药食同源"是食物保健思想的生动体现。回首三千年的历史长河，记载食疗的医籍不胜枚举。《周礼·天官》载："医师掌医之政令，聚毒药以供医事。"并将"医"分为食医、疾医、疡医、兽医，周朝的"食医"分工促进了食疗的出现。《史记·汤本纪》谓："伊尹善烹调，制汤药。"说明上古时期掌管食物烹调的伊尹还负责药物制备，应该是药膳的鼻祖。《素问·脏气法时论》云："毒药攻邪，五谷为养，五果为助，五畜为益，五蔬为充，气味合而服之，以补精益气。"认为药和毒一样主要用于治病，而五谷、五果、五畜、五蔬等食物则用于补精气。唐·孙思邈《备急千金要方·食治》中提到："安身之本，必资于食；救疾之速，必凭于药。""夫为医者，当须先洞晓病源，知其所犯，以食治之；食乃不愈，然后命药。"强调了药物性味猛烈，食物性味平缓。其后出现了我国第一部食疗专著《食疗本草》。同时期《黄帝内经太素》谓："空腹食之为食物，患者食之为药物。"反映古代"药食同源"文化渊源。宋代官修《太平圣惠方》专设"食治门"。元·忽思慧编撰了我国最早的饮食卫生和营养学专著《饮膳正要》，同时期出现的吴瑞《日用本草》、贾铭《饮食须知》，记载的药膳方和食疗方也非常丰富。药膳是将食物和药物组方食用，是"食治"领域的发展。明清时期大量的食物类本草如《食物本草》《食鉴本草》《食物本草约言》《食品集》《食物本草会纂》《增补食物本草备考》（即《增注备载食物本草》）、《救荒本草》《野菜谱》（即《救荒野谱》）、《野菜博录》《遵生八笺》《随息居饮食谱》《上医本草》编撰出版，极大地拓展了食养、食疗、药膳、救荒领域学术发展。

"药食同源"之说似乎是20世纪30年代才出现，是近代"医食同源"说法的转意表达。20世纪80年代，国内开始出现了一些"药食同源"的相关论述。同样深受中国医学影响的日本，在近代也有"医食同源，药食一如"的说法。"药食同源"仅从字面理解是指药物与食物的来源相同，没有明显的界线。原卫生计生委颁布的"按照传统既是食品又是中药材物质目录"即是药食同源在当今社会应用的具体体现。在科学技术飞速发展的今天，中医食疗作为养生保健重要的手段之一，越来越受到人们的关注与认可。

一、药食同源的起源

按照民族药物学观点，药物的发现和人类的觅食活动有着紧密联系。1973年在河北藁城台西村商代遗址中发现了种子30余枚，经鉴定均为蔷薇科梅属（*Prunus*）植物种子，其中以桃仁为主，还包括郁李仁、杏仁等。而这些植物的果实也是食物，预示着这些药物的发现可能与饮食相关。

《周礼·天官》把"食医"列为首位，掌配周天子的"六食、六饮、六膳、百馐、百酱、八珍之齐"，这与今天的营养师类似。而"疾医"用"五味、五谷、五药，养其病"，可见作为五味、五谷的食物和作为五药的药物一样发挥着治疗作用，说明周朝食、药的界线是模糊的。《素问·五常政大论》云："大毒治病，十去其六；常毒治病，十去其七；小毒治病，十去其八；无毒治病，十去其九。谷肉果菜，食养尽之。"认为毒（药）主要用于治病，而谷、肉、果、菜（食物）则用于食养，也是后世本草收载药食同源分类的主要依据。《淮南子·修务训》记载："时多疾病毒伤之害，于是神农……尝百草之滋味，水泉之甘苦……一日而遇七十毒。"反映了药物和食物的渊源，说明了药物的发现与食物大有关联。

梁·陶弘景在《本草经集注》序录中说到："藕皮散血，起自庖人；牵牛逐水，近出野老。"也反映了药物的发现源于人民生活实践，尤其是饮食活动。唐·孙思邈对食物疗法特别推崇，其专列"食治"一项，《备急千金要方·食治》中提到："安身之本，必资于食；救疾之速，必凭于药。""夫为医者，当须先洞晓病源，知其所犯，以食治之；食乃不愈，然后命药。"古人把"食治"置于"药治"之上的做法是现代养生保健思想的萌芽。

二、药食同源认知思想

我国历代对"药食同源"及药食界线的认识是一个从模糊到清晰的过程。从药食同源可以看到古人对食物的认识过程：起初是安全食用，提供基本营养；然后，发现了食物保健和治疗功能；最后通过实践形成药食两用之"理"，认为食物和药物一样具有性味、归经、升降浮沉、气味厚薄、有毒无毒等性质。

《黄帝内经》不但奠定了中医基础理论，还提出了中国传统饮食相关理论，形成了药食理论体系，如《灵枢·五味》云："愿闻谷气有五味，其入五脏。"《素问·五常政大论》提到"药以祛之，食以随之"等观点，说明食物可作为药物治病的辅助。首次按食物的性味将其归纳于五行中，如《灵枢·五味》云："五味各走其所喜，谷味酸，先走肝；谷味苦，先走心；谷味甘，先走脾；谷味辛，先走肺；谷味咸，先走肾。"还提出了五味禁忌思想，如《素问·宣明五气论》谓："五味所禁，辛走气，气病无多食辛；咸走血，血病无多食咸；苦走骨，骨病无多食苦；甘走肉，肉病无多食甘；酸走筋，筋病无多食酸，是谓五禁，无令多食。"

唐·孙思邈在《备急千金要方·食治》中总结并发展了唐以前有关饮食的理论，如"食有偏性""饮食有节""五味不可偏盛"等饮食原则，在每种食物下列出性味、损益、服食禁忌及主治疾病，有的还记述了食用方法。唐·孟诜《食疗本草》所涉及的方面更加广泛，每种食物名下大多按照药性、功效、禁忌、单方、应用部位等记载，对使用时间、用量、食法、产地等多方面进行了详述，还说明妊产妇、小儿、疾患食用方法，能否多食、久食等，把饮食疗法向前推动了一大步。南唐时代的《食性本草》记载食医诸方、四时调养脏腑之术，对食疗有一定贡献。元代《饮膳正要》卷二分条介绍"四时所宜""五味偏走""服药食忌""食物利害""食物相反""食物中毒"等，强调了食物的偏性和禁忌。在单味食品下主要记载性味、功效、良毒、宜忌等。尤其重视食性，将其分为平、大寒、寒、微寒、小寒、大暖、温、微温、大热、热、冷、凉等 12 个等级，特别重视食物偏性对人体的影响。偏食某种性味食物易致病，故条文中明确记有不可多食和不可久食的食物就有 42 种。

明代官修《本草品汇精要》首次在体例"24 则"之一"治"项下分列"疗"（药用）和"补"（食用），说明最少在明中叶已经形成了药食同源的官方范式。

因此，历代医家在探索药物与食物理论过程中认识到药食同源、药食同功、药食同理。药食同源不仅体现在保健和治疗等方面，而且还体现在饮食禁忌及用法方面。药食同源物质不同于普通食品，安全性尤为重要。"神农尝百草，一日而遇七十毒"反映了古人判断食物的一个标准，即毒性。《神农本草经》中毒性的有无和大小是三品分类的重要标准，其云："上药一百二十种为君，主养命以应天，无毒，多服久服不伤人，欲轻身益气，不老延年者本上经。"说明上品药物（包含食物）无毒且具有补益作用，可久服、多服。中品和下品药物则包含着毒（偏性）的内容，以"毒"作为药食的界线，说明了古人认为食物必须安全无毒。

三、药食同源品种源流

药食同源形成了既可以做药品，又可以做食品的"药食两用"品种，历代医书和本草对这些品种均有大量而详细的论述。

古人对"药食两用"品种的记载主要体现在主流本草和食物（食疗）、救荒类本草上。主流本草记载着大量药食同源物品，食物类本草记载了大量食物类药物，体现了古人重视"药食两用"物品在食疗和食养中的作用。

作为我国现存最早的本草学专著，《神农本草经》中上品就收录了 50 余种食物，如大枣、枸杞子、薏苡仁、生姜、杏仁、乌梅、核桃、莲子、蜂蜜、百合等，主要强调了这些品种的补益作用，可以"久服""多服"。梁·陶弘景《本草经集注》在《神农本草经》的基础上，增补《名医别录》的 365 种药物，首次按药物的自然属性分为"草、木、虫鱼、果、菜、米谷"等类，其中 82 种食物专列在果部（23 种）、菜部（30 种）、米谷部（29 种）。其后的主流本草，如《新修本草》《证类本草》《本草品汇精要》《本草纲目》等多延续了陶弘景的药物自然属性分类方法，不断增补可食药物。如唐·苏敬等编撰的官修《新修本草》（尚志钧辑本）收载 219 种食物，兽部 56 种，虫鱼部 72 种，果部 25 种，菜部 38 种，米部 28 种。唐·孙思邈《备急千金要方》卷二十六专门列有"食治篇"，分"果实""菜蔬""谷米""鸟兽（附虫鱼）"4 篇，共收录药食之物 154 种（果实 29 种、菜蔬 58 种、谷米 27 种、鸟兽虫鱼 40 种）。

宋·曹孝忠等编撰的官修《证类本草》收载 467 种食物，主要有兽部 58 种，禽部 56 种，虫鱼部 187 种，果部 53 种，米谷部 48 种，菜部 65 种。明·刘文泰等编撰的官修《本草品汇精要》收载 506 种食物，主要有米谷部 51 种，果部 67 种，菜部 74 种，兽部 62 种，禽部 65 种，虫鱼部 187 种。明·李时珍《本草纲目》收载食物约 615 种，主要有谷部 73 种（含麻麦稻类、稷粟类、菽豆类、造酿类），菜部 150 种（含荤辛类、柔滑类、蓏菜类、水菜类、芝栭类），果部 127 种（含五果类、山果类、夷果类、味果类、蓏果类、水果类），兽部 66 种（含畜类、兽类），禽部 77 种（含水禽类、原禽类、林禽类、山禽类），鳞部 76 种（含蛇类、鱼类、无鳞鱼类），介部 46 种（含龟鳖类、蚌蛤类），并列有饮食禁忌等内容。

在食物、食疗、救荒类本草文献中，唐·孟诜《食疗本草》（谢海洲辑本）收录食物 268 种，分上、中、下三卷，卷上包括草部、木部、果部 98 种，卷中包括兽部、禽部、虫鱼部 89 种，卷下包括米谷部、菜部 81 种，并附 4 款饮食方。唐·昝殷《食医心鉴》（丹波元坚辑本）三卷，按 15 类疾病收集食治方论述食物的治疗作用。

元·吴瑞《日用本草》八卷，按诸水、五谷、五畜、诸禽、虫鱼、五果、五菜、五味等八类收载 540 余种食物（明·钱允治校注同名书则改为三卷，按米谷、瓜菜、飞禽、走兽、鳞甲、五味等七类收载可食药物 170 余种）。元·忽思慧《饮膳正要》三卷收载 230 种食物，其中米谷部 49 种、兽部 35 种、禽部 18 种、鱼部 22 种、果部 39 种、菜部 40 种，附料物诸品 28 种。

明清数十种食物类本草文献中，以卢和著、汪颖编《食物本草》二卷本为代表，在前人食物分六类（米谷、兽、禽、鱼、果、菜）基础上新增两类（水、味），收载食物 386 种（水 33 种、谷 35 种、菜 87 种、果 57 种、禽 57 种、兽 35 种、鱼 60 种、味 22 种）。明代宫廷佚名写本《（绣像）食物本草》彩绘 386 种食物丹青 493 图，大部分一味一图，少数一味多图，如鸡 5 图，茶 10 图，梨 11 图，酒 16 图，李 21 图。后经王贵、钱允治增补为四卷本、七卷本（403 种），姚可成增《本草纲目》《野菜博录》等缉补成二十二卷本，收载食物达 1682 味，为食物本草类书籍之冠。明·高濂《遵生八笺》在卷十一至十三《饮馔服食谱》中收集茶、粥、汤、面、蔬、曲等食品配制法及其食疗法。清·何克谏《增补食物本草备考》（又名《增注备载食物本草》）收载食物 383 种，包括水类 30 种、谷类 34 种、菜类 80 种、果类 60 种、禽类 42 种、兽类 32 种、鱼类 77 种、味类 28 种。另附 14 类食治方 103 首。

此外，还有明代吴禄《食品集》二卷（347 种食物）、宁源《食鉴本草》二卷（252 种食物）、穆世锡《食物辑要》八卷（430 余种食物）、赵南星《上医本草》四卷（229 种食物）、施永图《山公医旨·食物类》（574 种食物）、吴文炳《药性全备食物本草》（459 种食物），清代朱彝尊《食宪鸿秘》（饮、饭、粉、粥、饵等十六属食物）、沈李龙《食物本草会纂》（600 余种食物）、朱本中《饮食须知》（190 种食物）、汪启贤《饮食须知》（120 种食物）、李文培《食物小录》（200 种食物）、李化楠《醒园录》（121 种食物）、袁枚《随园食单》（海鲜、点心、饭粥、茶酒等十三单食谱）、章穆《调疾饮食辨》（653 种食物）、文晟《本草饮食谱》（300 余种食物）、田绵淮《本草省常》（350 种食物）、王士雄《随息居饮食谱》（300 余种食物）、吴汝纪《每日食物却病考》（200 余种食物）。

明·朱橚《救荒本草》收载 414 种可食植物，分草部 245 种、木部 80 种、米谷部 20 种、果部 23 种、菜部 46 种，每部下再按可食部位细分为叶可食（237 种）、实可食（61 种）、根可食（28 种）、花可食（5 种）、茎可食（3 种）、根笋可食（3 种）及多部位皆可食

（77种）等。明·鲍山《野菜博录》有草部二卷、木部一卷，收载435种野菜食物，详述煮食法。明·王磐《野菜谱》一卷，收载野菜60种。明·屠本畯《野菜笺》一卷，记载野菜22种。清·顾景星《野菜赞》一卷，收载44种野菜。清·陈仪《济荒必备》三卷，分为辟谷神方四十五则、代匮易知七十三则、备荒食物二十二则。历代本草记录的代表性食物种类见表1。

表1　历代本草记录的代表性食物种类统计

朝代	书名	食物数量及分类
汉	神农本草经	50种
梁	本草经集注	82种，包括果部23种、菜部30种、米谷部29种
唐	新修本草	219种，包括兽部56种、虫鱼部72种、果部25种、菜部38种、米部28种
唐	备急千金要方·食治	154种，包括果实29种、菜蔬58种、谷米27种、鸟兽虫鱼40种
唐	食疗本草	268种，包括玉石部、草部、木部、果部98种，兽部、禽部、虫鱼部89种，米谷部、菜部81种
宋	证类本草	467种，包括兽部58种、禽部56种、虫鱼部187种、果部53种、米谷部48种、菜部65种
元	饮膳正要	230种，包括米谷部49种、兽部35种、禽部18种、鱼部22种、果部39种、菜部40种、料物诸品28种
明	救荒本草	414种，包括草部245种、木部80种、米谷部20种、果部23种、菜部46种
明	本草品汇精要	506种，包括兽部62种、禽部65种、虫鱼部187种、果部67种、米谷部51种、菜部74种
明	本草纲目	615种，包括谷部（麻麦稻类、稷粟类、菽豆类、造酿类）73种，菜部（荤辛类、柔滑类、蓏菜类、水菜类、芝栭类）150种，果部（五果类、山果类、夷果类、味果类、蓏果类、水果类）127种，兽部（畜类、兽类）66种，禽部（水禽类、原禽类、林禽类、山禽类）77种，鳞部（蛇类、鱼类、无鳞鱼类）76种，介部（龟鳖类、蚌蛤类）46种
明	食物本草	386种，包括水类33种、谷类35种、菜类87种、果类57种、禽类57种、兽类35种、鱼类60种、味类22种（二十二卷本1682种）
明	（绣像）食物本草	386种（丹青彩绘图493幅）
清	增补食物本草备考（增注备载食物本草）	383种，包括水类30种、谷类34种、菜类80种、果类60种、禽类42种、兽类32种、鱼类77种、味类28种

需要说明的是，以上统计的历代本草收载的食物数量，按照药食同源理论和药食两用物质评价标准，包括了一些不宜作为食物的药用品种，如虫鱼部的斑蝥、红娘子，米谷部的罂粟、大麻，菜的龙葵，兽部的龙骨、底野迦等。尤其明代姚可成《食物本草》二十二卷本收录的玉石部、草部、木部近千余种所谓"食物"，其实是大量药性峻猛或有毒矿物药、有毒中药等。

四、药食同源现状

历代药食同源品种主要体现在食疗和食养两个方面，现代保健食品则体现了药食同源中"食养"的思想。随着人们对健康的重视，传统具有补益和预防疾病作用的药食两用品种受到推崇和重视，这也促进了保健食品行业的发展。

20世纪80年代以来，我国曾多次修订既是食品又是药品的中药名单。1982年卫生部在《中华人民共和国食品卫生法（试行）》中首次发布61种中药材作为药食同源食品，又分别于1991年和1998年增加了8种和7种。但是由于"药食同源"历史悠久，民间应用广泛，因而产生了具有保健功能的保健食品，出于安全和健康考虑，原卫生部提出"按照传统既是食品又是药品物品"概念加以限定，2002年在《卫生部关于进一步规范保健食品原料管理的通知》（卫法监发〔2002〕51号文件）中印发三个附件（附件1　既是食品又是药品的物品名单、附件2　可用于保健食品的物品名单和附件3　保健食品禁用名单）。附件1修订颁布了86种既是食品又是药品的物品，这些物品全部来源于中药材，传统应用广泛，既是中国传统药食同源思想中"食疗"的体现，也是对药食同源品种进行规范管理的需要。

2009年《中华人民共和国食品卫生法（试行）》修订为《中华人民共和国食品安全法》，明确了药物和食物的概念与界线，规定食品指各种供人食用或者饮用的成品和原料，以及按照传统既是食品又是药品的物品，但是不包括以治疗为目的的物品。其包含两个方面的内容，一方面是可供食用的普通食品，另一方面则是"药食两用"物品。2014年，国家卫生计生委公布了《按照传统既是食品又是中药材的物质目录管理办法》，将原卫生部51号文附件1"按照传统既是食品又是药品的物品"修改为"按照传统既是食品又是中药材的物质"，定义其为具有传统食用习惯，且列入国家中药材标准（包括《中华人民共和国药典》及相关中药材标准）中的动物和植物可使用部分（包括食品原料、香辛料和调味品），对于列入《按照传统既是食品又是中药材物质目录》的中药材，必须遵循传统加工食用方法，不能宣传其可用于治疗疾病。卫法监发〔2002〕51号文件附件1目录为87种，即丁香、八角茴香、刀豆、小茴香、小蓟、山药、山楂、马齿苋、乌梢蛇、乌梅、木瓜、火麻仁、代代花、玉竹、甘草、白芷、白果、白扁豆、白扁豆花、龙眼肉（桂圆）、决明子、百合、肉豆蔻、肉桂、余甘子、佛手、杏仁（甜、苦）、沙棘、牡蛎、芡实、花椒、赤小豆、阿胶、鸡内金、麦芽、昆布、枣（大枣、黑枣）、罗汉果、郁李仁、金银花、青果、鱼腥草、姜（生姜、干姜）、枳椇子、枸杞子、栀子、砂仁、胖大海、茯苓、香橼、香薷、桃仁、桑叶、桑椹、橘红、桔梗、益智仁、荷叶、莱菔子、莲子、高良姜、淡竹叶、淡豆豉、菊花、菊苣、黄芥子、黄精、紫苏、紫苏籽、葛根、黑芝麻、黑胡椒、槐米、槐花、蒲公英、蜂蜜、榧子、酸枣（酸枣仁）、鲜白茅根、鲜芦根、蝮蛇、橘皮、薄荷、薏苡仁、薤白、覆盆子、藿香。

2015年，国家卫生计生委颁布的《按照传统既是食品又是中药材物质目录（征求意见稿）》中，增加14种在限定使用范围和剂量内可药食两用的物质，即玫瑰花、人参、山银花、芫荽、松花粉、粉葛、布渣叶、夏枯草、当归、山柰、西红花、草果、姜黄、荜茇。

2019 年 11 月 25 日，国家卫生健康委、国家市场监督管理总局根据《食品安全法》规定，经安全性评估并广泛征求意见，最后发布《关于当归等 6 种新增按照传统既是食品又是中药材的物质公告》（2019 年第 8 号），即当归、山柰、西红花、草果、姜黄、荜茇等 6 种物质纳入按照传统既是食品又是中药材的物质目录管理，仅作为香辛料和调味品使用，删除了玫瑰花、人参、山银花、芫荽、松花粉、粉葛、布渣叶、夏枯草等 8 种物质名单。

2019 年同时发布《关于对党参等 9 种物质开展按照传统既是食品又是中药材的物质管理试点工作的通知》，即党参、肉苁蓉（荒漠）、铁皮石斛、西洋参、黄芪、灵芝、山茱萸、天麻、杜仲叶等 9 种物质开展按照传统既是食品又是中药材的物质生产经营试点工作。各省级卫生健康委会同市场监管局（厅、委）根据辖区实际，提出具体的试点方案，试点方案当包括拟开展试点的食药物质种类、风险监测计划和配套监管措施等，报请省级人民政府同意后，报国家卫生健康委与国家市场监管总局核定，2023 年发布了《关于党参等 9 种新增按照传统既是食品又是中药材的物质公告》（2023 年第 9 号）。

2024 年 国家卫生健康委与国家市场监管总局发布了《关于地黄等 4 种新增按照传统既是食品又是中药材的物质公告》（2024 年第 4 号）。这样总计有 106 种药食两用物质。

为了明确 106 种来源，并且与其中药饮片功能主治、用法用量区分，特列药食同源品种信息表，见表 2。

表 2 药食同源品种信息

序号	物质名称	植（动）物名	所属科名	使用部位	备注	药食同源物质对应饮片功能和用量
1	丁香	丁香	桃金娘科	花蕾		温中降逆，补肾助阳。1～3g
2	八角茴香	八角茴香	木兰科	成熟果实	在调味品中也称"八角"	温阳散寒，理气止痛。3～6g
3	刀豆	刀豆	豆科	成熟种子		温中，下气，止呃。6～9g
4	小茴香	茴香	伞形科	成熟果实	用于调味时还可用叶和梗	散寒止痛，理气和胃。3～6g
5	小蓟	刺儿菜	菊科	地上部分		凉血止血，散瘀解毒消痈。5～12g
6	山药	薯蓣	薯蓣科	根茎		补脾养胃，生津益肺，补肾涩精。15～30g
7	山楂	山里红	蔷薇科	成熟果实		消食健胃，行气散瘀，化浊降脂。9～12g
		山楂	蔷薇科			
8	马齿苋	马齿苋	马齿苋科	地上部分		清热解毒，凉血止血，止痢。9～15g

序号	物质名称	植（动）物名	所属科名	使用部位	备注	药食同源物质对应饮片功能和用量
9	乌梅	梅	蔷薇科	近成熟果实		敛肺，涩肠，生津，安蛔。6～12g
10	木瓜	贴梗海棠	蔷薇科	近成熟果实		舒筋活络，和胃化湿。6～9g
11	火麻仁	大麻	桑科	成熟果实		润肠通便。10～15g
12	代代花	代代花	芸香科	花蕾	果实地方常用作枳壳	枳壳理气宽中，行滞消胀。3～10g（孕妇慎用）
13	玉竹	玉竹	百合科	根茎		养阴润燥，生津止渴。6～12g
14	甘草	甘草 胀果甘草 光果甘草	豆科	根和根茎		补脾益气，清热解毒，祛痰止咳，缓急止痛，调和诸药。2～10g
15	白芷	白芷 杭白芷	伞形科	根		解表散寒，祛风止痛，宣通鼻窍，燥湿止带，消肿排脓。3～10g
16	白果	银杏	银杏科	成熟种子		敛肺定喘，止带缩尿。5～10g
17	白扁豆	扁豆	豆科	成熟种子		健脾化湿，和中消暑。9～15g
18	白扁豆花	扁豆	豆科	花	2015年版《中国药典》未收载	健脾和胃，消暑化湿。5～10g
19	龙眼肉（桂圆）	龙眼	无患子科	假种皮	民间称桂圆	补益心脾，养血安神。9～15g
20	决明子	决明 小决明	豆科	成熟种子	需经过炮制方可使用	清热明目，润肠通便。9～15g
21	百合	卷丹 百合 细叶百合	百合科	肉质鳞叶		养阴润肺，清心安神。6～12g
22	肉豆蔻	肉豆蔻	肉豆蔻科	种仁、种皮	种皮仅作为调味品使用	温中行气，涩肠止泻。3～10g
23	肉桂	肉桂	樟科	树皮	在调味品中也称"桂皮"	补火助阳，引火归元，散寒止痛，温通经脉。1～5g
24	余甘子	余甘子	大戟科	成熟果实		清热凉血，消食健胃，生津止咳。3～9g
25	佛手	佛手	芸香科	果实		疏肝理气，和胃止痛，燥湿化痰。3～10g
26	杏仁（苦、甜）	山杏 西伯利亚杏 东北杏 杏	蔷薇科	成熟种子	苦杏仁需经过炮制方可使用	苦杏仁降气止咳平喘，润肠通便。5～10g

总

论

序号	物质名称	植（动）物名	所属科名	使用部位	备注	药食同源物质对应饮片功能和用量
27	沙棘	沙棘	胡颓子科	成熟果实		健脾消食，止咳祛痰，活血散瘀。3～10g
28	芡实	芡	睡莲科	成熟种仁		益肾固精，补脾止泻，除湿止带。9～15g
29	花椒	青椒 花椒	芸香科	成熟果皮	花椒果实可作为调味品使用	温中止痛，杀虫止痒。3～6g
30	赤小豆	赤小豆 赤豆	豆科	成熟种子		利水消肿，解毒排脓。9～30g
31	麦芽	大麦	禾本科	成熟果实经发芽干燥的炮制加工品		行气消食，健脾开胃，回乳消胀。10～15g
32	昆布	海带 昆布	海带科 翅藻科	叶状体		消痰软坚散结，利水消肿。6～12g
33	枣（大枣、黑枣）	枣	鼠李科	成熟果实		补中益气，养血安神。6～15g
34	罗汉果	罗汉果	葫芦科	果实		清热润肺，利咽开音，滑肠通便。9～15g
35	郁李仁	欧李 郁李 长柄扁桃	蔷薇科	成熟种子		润肠通便，下气利水。6～10g
36	金银花	忍冬	忍冬科	花蕾或带初开的花		清热解毒，疏散风热。6～15g
37	青果	橄榄	橄榄科	成熟果实		清热解毒，利咽，生津。5～10g
38	鱼腥草	蕺菜	三白草科	干燥地上部分	民间用新鲜全草	清热解毒，消痈排脓，利尿通淋。15～25g
39	姜（生姜、干姜）	姜	姜科	根茎	生姜所用为新鲜根茎，干姜为干燥根茎	生姜解表散寒，温中止呕，化痰止咳，解鱼蟹毒。3～10g
40	枳椇子	枳椇	鼠李科	肉质膨大的果序轴、叶及茎枝。	2015年版《中国药典》未收载。也称"拐枣"	药用为成熟种子，治酒醉，烦热，口渴，呕吐，二便不利。10～15g
41	枸杞子	宁夏枸杞	茄科	成熟果实		滋补肝肾，益精明目。6～12g
42	栀子	栀子	茜草科	成熟果实		泻火除烦，清热利湿，凉血解毒；外用消肿止痛。6～10g

序号	物质名称	植（动）物名	所属科名	使用部位	备注	药食同源物质对应饮片功能和用量
43	砂仁	阳春砂 绿壳砂 海南砂	姜科	成熟果实		化湿开胃，温脾止泻，理气安胎。3～6g
44	胖大海	胖大海	梧桐科	成熟种子		清热润肺，利咽开音，润肠通便。2～3枚，沸水泡服或煎服
45	茯苓	茯苓	多孔菌科	菌核		利水渗湿，健脾，宁心。10～15g
46	香橼	枸橼 香圆	芸香科	成熟果实		疏肝理气，宽中，化痰。3～10g
47	香薷	石香薷 江香薷	唇形科	地上部分		发汗解表，化湿和中。3～10g
48	桃仁	桃 山桃	蔷薇科	成熟种子		活血祛瘀，润肠通便，止咳平喘。5～10g。孕妇慎用
49	桑叶	桑	桑科	叶		疏散风热，清肺润燥，清肝明目。5～10g
50	桑椹	桑	桑科	果穗		滋阴补血，生津润燥。9～15g
51	橘红	橘及其栽培变种	芸香科	外层果皮	《中国药典》收载为橘红	理气宽中，燥湿化痰。3～10g
52	桔梗	桔梗	桔梗科	根		宣肺，利咽，祛痰，排脓。3～10g
53	益智仁	益智	姜科	果实	调味品	药用为去壳之果仁，暖肾固精缩尿，温脾止泻摄唾。3～10g
54	荷叶	莲	睡莲科	叶		清暑化湿，升发清阳，凉血止血。3～10g
55	莱菔子	萝卜	十字花科	成熟种子		消食除胀，降气化痰。5～12g
56	莲子	莲	睡莲科	成熟种子		补脾止泻，止带，益肾涩精，养心安神。6～15g
57	高良姜	高良姜	姜科	根茎		温胃止呕，散寒止痛。3～6g
58	淡竹叶	淡竹叶	禾本科	茎叶		清热泻火，除烦止渴，利尿通淋。6～10g
59	淡豆豉	大豆	豆科	成熟种子	发酵加工品	解表，除烦，宣发郁热。6～12g
60	菊花	菊	菊科	头状花序		散风清热，平肝明目，清热解毒。5～10g
61	菊苣	毛菊苣 菊苣	菊科	地上部分或根		清肝利胆，健胃消食，利尿消肿。9～18g

序号	物质名称	植(动)物名	所属科名	使用部位	备注	药食同源物质对应饮片功能和用量
62	黄芥子	芥	十字花科	成熟种子		温肺豁痰利气，散结通络止痛。3～9g
63	黄精	滇黄精 黄精 多花黄精	百合科	根茎		补气养阴，健脾，润肺，益肾。9～15g
64	紫苏	紫苏	唇形科	叶（或带嫩枝）		解表散寒，行气和胃。5～10g
65	紫苏子（籽）	紫苏	唇形科	成熟果实		降气化痰，止咳平喘，润肠通便。3～10g
66	葛根	野葛	豆科	根		解肌退热，生津止渴，透疹，升阳止泻，通经活络，解酒毒。10～15g
67	黑芝麻	脂麻	脂麻科	成熟种子	在调味品中也称胡麻、芝麻	补肝肾，益精血，润肠燥。9～15g
68	黑胡椒	胡椒	胡椒科	近成熟或成熟果实		温中散寒，下气，消痰。0.6～1.5g
69	槐花	槐	豆科	花		凉血止血，清肝泻火。5～10g
70	槐米	槐	豆科	花蕾		凉血止血，清肝泻火。5～10g
71	蒲公英	蒲公英 碱地蒲公英	菊科	全草		清热解毒，消肿散结，利尿通淋。10～15g
72	榧子	榧	红豆杉科	成熟种子		杀虫消积，润肺止咳，润燥通便。9～15g
73	酸枣仁	酸枣	鼠李科	果肉、成熟种子		酸枣仁养心补肝，宁心安神，敛汗，生津。10～15g
74	鲜白茅根	白茅	禾本科	根茎	鲜用	干白茅根凉血止血，清热利尿。9～30g
75	鲜芦根	芦苇	禾本科	根茎	鲜用	干芦根清热泻火，生津止渴，除烦，止呕，利尿。15～30g
76	橘皮	橘及其栽培变种	芸香科	成熟果皮	《中国药典》收载为陈皮	理气健脾，燥湿化痰。3～10g
77	薄荷	薄荷	唇形科	地上部分		干燥品疏散风热，清利头目，利咽，透疹，疏肝行气。3～6g(后下)
				叶、嫩芽	仅作为调味品使用	
78	薏苡仁	薏米	禾本科	成熟种仁		利水渗湿，健脾止泻，除痹，排脓，解毒散结。9～30g

序号	物质名称	植（动）物名	所属科名	使用部位	备注	药食同源物质对应饮片功能和用量
79	薤白	小根蒜 薤	百合科	鳞茎		通阳散结，行气导滞。5～10g
80	覆盆子	华东覆盆子	蔷薇科	果实		益肾固精缩尿，养肝明目。6～12g
81	藿香	广藿香	唇形科	地上部分		芳香化浊，和中止呕，发表解暑。3～10g
82	乌梢蛇	乌梢蛇	游蛇科	剥皮、去除内脏的整体	仅限获得林业部门许可进行人工养殖的乌梢蛇	祛风，通络，止痉。6～12g
83	牡蛎	长牡蛎 大连湾牡蛎 近江牡蛎	牡蛎科	贝壳		重镇安神，潜阳补阴，软坚散结。9～30g
84	阿胶	驴	马科	干燥皮或鲜皮经煎煮、浓缩制成的固体胶		补血滋阴，润燥，止血。3～9g
85	鸡内金	家鸡	雉科	沙囊内壁		健胃消食，涩精止遗，通淋化石。3～10g
86	蜂蜜	中华蜜蜂 意大利蜂	蜜蜂科	蜂所酿的蜜		补中，润燥，止痛，解毒；外用生肌敛疮。15～30g
87	蝮蛇	五步蛇	蝰蛇科	去除内脏的整体	仅限获得林业部门许可进行人工养殖的蝮蛇，《中国药典》收载为蕲蛇	祛风，通络，止痉。3～9g
2019 年新增 6 种物质						
88	当归	当归	伞形科	根	仅限于香辛料；使用量≤3克/天	补血活血，调经止痛，润肠通便。6～12g
89	山柰	山柰	姜科	根茎	仅作为调味品使用；使用量≤6克/天；在调味品中标示"根茎"	行气温中，消食，止痛。6～9g

总

论

13

序号	物质名称	植（动）物名	所属科名	使用部位	备注	药食同源物质对应饮片功能和用量
90	西红花	番红花	鸢尾科	柱头	仅作为调味品使用；使用量≤1克/天；在调味品中也称"藏红花"	活血化瘀，凉血解毒，解郁安神。1～3g
91	草果	草果	姜科	果实	仅作为调味品使用；使用量≤3克/天	燥湿温中，截疟除痰。3～6g
92	姜黄	姜黄	姜科	根茎	仅作为调味品使用；使用量≤3克/天；在调味品中标示"根茎"	破血行气，通经止痛。3～10g
93	荜茇	荜茇	胡椒科	果实或成熟果穗	仅作为调味品使用；使用量≤1克/天	温中散寒，下气止痛。1～3g

2023 年新增 9 种物质

序号	物质名称	植（动）物名	所属科名	使用部位	备注	药食同源物质对应饮片功能和用量
94	党参	党参 / 素花党参 / 川党参	桔梗科	根		健脾益肺，养血生津。9～30g
95	肉苁蓉	肉苁蓉 / 管花肉苁蓉	列当科	肉质茎		补肾阳，益精乳，润肠通便。6～10g
96	铁皮石斛	铁皮石斛	兰科	茎		益胃生津，滋阴清热。6～12g
97	西洋参	西洋参	五加科	根		补气养阴，清热生津。3～6g
98	黄芪	蒙古黄芪 / 膜荚黄芪	豆科	根		补气升阳，固表止汗，利水消肿，生津养血，行滞通痹，托毒排脓，敛疮生肌。9～30g
99	灵芝	赤芝 / 紫芝	多孔菌科	子实体		补气安神，止咳平喘。6～12g
100	山茱萸	山茱萸	山茱萸科	果肉		补益肝肾，收涩固脱。6～12g
101	天麻	天麻	兰科	块茎		息风止痉，平抑肝阳，祛风通络。3～10g
102	杜仲叶	杜仲	杜仲科	叶		补肝肾，强筋骨。10～15g

中国传统药食同源物质图典

序号	物质名称	植（动）物名	所属科名	使用部位	备注	药食同源物质对应饮片功能和用量
2024 年新增 4 种物质						
103	地黄	地黄	玄参科	块根	《中国药典》收载鲜地黄和生地黄、熟地黄	清热凉血，养阴生津。10～15g
104	麦冬	麦冬	百合科	块根		养阴生津，润肺清心。6～12g
105	天冬	天冬	百合科	块根		养阴润燥，清肺生津。6～12g
106	化橘红	化橘柚	芸香科	未成熟或近成熟外层果皮	《中国药典》规定来源于化州柚的为"毛橘红"，来源于柚的为"光七爪""光五爪"	理气宽中，燥湿化痰。3～6g
		柚				

虽然我们对 106 种药食同源物质列表初步说明了其品名、科属基原、食用部位等信息，部分物质在备注说明了食品名称、食用部位、食用量、炮制、标准收载、限定条件（行政许可、采集年限、产地、食用方法、妊娠禁忌等）等信息，但是 2002 年 51 号文附件 1 原名单 87 种物质存在如下的问题。

1. 基原　名单中没有说明具体物质的来源和基原品种拉丁学名，而中药又普遍存在"同名异物""同物异名"现象，如名单收录的"淡竹叶"，《中国药典》所收录的"淡竹叶"为禾本科植物淡竹叶 *Lophatherum gracile* Brongn. 的干燥茎叶；而一些地方标准收载的为同科植物淡竹 *Phyllostachys glauca* McClure 的干燥叶，两种植物在历史上都曾有"淡竹叶"来源的本草依据。

2. 多基原　由于中药来源多，一些名单中的物质如甘草、百合、杏仁、郁李仁、砂仁、牡蛎均为多基原品种，其来源在《中国药典》中有规定。如杏仁有苦甜之分，《中国药典》仅收载苦杏仁，来源于蔷薇科植物山杏 *Prunus armeniaca* L. var. *ansu* Maxim.、西伯利亚杏 *P. sibirica* L.、东北杏 *P. mandshurica*（Maxim.）Koehne 或杏 *P. armeniaca* L. 的干燥成熟种子。《中药大辞典》中记载甜杏仁来源于杏 *P. armeniaca* L.、山杏 *P. armeniaca* L. var. *ansu* Maxim. 的部分栽培味甜的干燥种子。甜杏仁与苦杏仁的来源有重叠，但作为味甜的栽培品种，并未载入《中国药典》。本草记载的甜杏仁单独列出来较晚，清《本草便读》指出杏仁有苦和甜两种，指出"甜者因味属甘平，用之则功多润降"，而与味苦者不同。其在目录"杏仁"条下又列有"甜杏仁"，云其为"别有一种，味甘性平，可供果食"，但描述的植物似乎为另一种植物巴旦杏，为同科植物扁桃 *Amygdalus communis* L. 的种子。该种在元代《饮膳正要》、

总论

15

明代《本草品汇精要》《本草纲目》《食物本草》中以"巴旦杏"收载，说明历史上的甜杏仁应该还包括巴旦杏。

3. 栽培品系 药食同源的一些物质由于长期栽培而产生不同的品系，其差异可能影响食用和药用的分化，如名单收录的"菊花"，《中国药典》规定来源于菊科植物菊 Chrysanthemum morifolium Ramat. 的干燥头状花序。但是，实际上菊花根据产地不同有怀菊、杭菊、亳菊、滁菊、贡菊等，此外还有祁菊、川菊、福菊等。这些又可分三类，一类以药用为主，如亳菊、滁菊；一类以茶饮为主，如贡菊、福菊；一类药食两用，如杭白菊、怀菊。

4. 食用部位 中药同物不同部位是不同药材，如名单收录的紫苏与紫苏籽、桑叶与桑椹、白扁豆与白扁豆花、酸枣与酸枣仁、槐米与槐花。另一方面，某些物质药用部位和食用部位可能不一致，如名单中的枳椇子，《中华本草》记载药用部位为鼠李科枳椇 Hovenia acerba L. 的种子，而本草考证证明历史上枳椇的食用部位主要为其肉质膨大的果序轴（俗称拐枣）、叶及茎枝，并无种子。

5. 炮制 有些中药仅炮制品可以食用，如名单收录的淡豆豉（大豆发酵品）、麦芽（麦子发芽品）、苦杏仁霜或燀苦杏仁（杏仁炮制品）、炒决明子（决明子炮制品）等。

五、药食同源发展趋势

尽管我国主管部门尊重传统应用情况，并且基于安全和健康考虑，先后九次颁布修订"药食两用"物质名单，但是到2024年8月底，法定使用的仅106种。随着研究进一步深入和大健康的需要，一些本草上记录的"药食两用"或新品种理应逐步纳入进来，这也体现了"药食两用"物质的开放性。

我国20世纪90年代开始出现"新资源食品"的概念，直到2007年卫生部才实施《新资源食品管理办法》，其下属食品安全综合协调与卫生监督局于2011年起进行了相关增补工作。2013年《新食品原料安全性审查管理办法》将"新资源食品"更称为"新食品原料"，规定其是指在我国无传统食用习惯的以下物品：动物、植物和微生物；从动物、植物和微生物中分离的成分；原有结构发生改变的食品成分；其他新研制的食品原料。根据原卫生部、原卫生计生委及卫生健康委网站公告，2008年以来批准的中药材类新食品原料有40余种，如人参（人工种植）、粉葛、牛蒡根、五指毛桃、耳叶牛皮消、平卧菊三七、魔芋、短梗五加、布渣叶、枇杷叶、苦丁茶（冬青科）、粗壮女贞苦丁茶（木犀科）、湖北海棠（茶海棠）叶、显齿蛇葡萄叶、青钱柳叶、乌药叶、沙棘叶、辣木叶、夏枯草、山银花、线叶金雀花、柳叶蜡梅、白毛银露梅、玫瑰花（重瓣红玫瑰）、杜仲雄花、丹凤牡丹花、金花茶、茶树花、显脉旋覆花（小黑药）、松花粉、玉米须、黑果枸杞、针叶樱桃果、刺梨、玫瑰茄、白子菜、狭基线纹香茶菜、芫荽、凉粉草（仙草）、养殖梅花鹿其他副产品（除鹿茸、鹿角、鹿胎、鹿骨外）、库拉索芦荟凝胶、蚕蛹、蛹虫草、广东虫草子实体等。

2014年，国家卫生计生委《按照传统既是食品又是中药材物质目录管理办法（征求意见稿）修订说明》中就强调，目录以外的物质如需开发作为食品原料时，应当按照《新食品原料安全性审查管理办法》有关规定进行安全性评估并申报，政务公开办《关于新食品原料、普通食品和保健食品有关问题的说明》中指出，2002 年 51 号文附件 2 "可用于保健食品的物品名单"中的 114 种（人参、人参叶、人参果、三七、土茯苓、大蓟、女贞子、山茱萸、川牛膝、川贝母、川芎、马鹿胎、马鹿茸、马鹿骨、丹参、五加皮、五味子、升麻、天门冬、天麻、太子参、巴戟天、木香、木贼、牛蒡子、牛蒡根、车前子、车前草、北沙参、平贝母、玄参、生地黄、生何首乌、白及、白术、白芍、白豆蔻、石决明、石斛、地骨皮、当归、竹茹、红花、红景天、西洋参、吴茱萸、怀牛膝、杜仲、杜仲叶、沙苑子、牡丹皮、芦荟、苍术、补骨脂、诃子、赤芍、远志、麦冬、龟甲、佩兰、侧柏叶、制大黄、制何首乌、刺五加、刺玫果、泽兰、泽泻、玫瑰花、玫瑰茄、知母、罗布麻、苦丁茶、金荞麦、金樱子、青皮、厚朴、厚朴花、姜黄、枳壳、枳实、柏子仁、珍珠、绞股蓝、胡芦巴、茜草、荜茇、韭菜子、首乌藤、香附、骨碎补、党参、桑白皮、桑枝、浙贝母、益母草、积雪草、淫羊藿、菟丝子、野菊花、银杏叶、黄芪、湖北贝母、番泻叶、蛤蚧、越橘、槐实、蒲黄、蒺藜、蜂胶、酸角、墨旱莲、熟大黄、熟地黄、鳖甲）不得作为普通食品原料生产经营，如需开发《可用于保健食品的物质名单》中的物品用于普通食品生产，应当按照《新食品原料安全性审查管理办法》规定的程序申报批准。说明国家在公布"药食两用物质"名单时体现了与"新资源食品"的衔接。同时也指明了中药材如要进入食品领域必须经过"新食品原料"这一环节。如《可用于保健食品的物质名单》中大多为《中国药典》收录的中药材，不少在古代就做药食两用，如果进入"既是食品又是药品"名单，需要按《新食品原料安全性审查管理办法》规定的程序申报批准，符合安全条件则酌情纳入。

如 2019 年两次新增 15 种药食同源物质中，当归、姜黄、荜茇、党参、铁皮石斛、西洋参、黄芪、山茱萸、天麻、杜仲叶等 10 种，就是在《可用于保健食品的物品名单》114 种中遴选的。灵芝则来自原国家食品和药品监督管理总局颁布的《可用于保健食品的真菌菌种名单》中的灵芝（赤芝）与紫芝。

此外，根据 2016 年 3 月 1 日原国家食品药品监督管理总局发布实施的《食用农产品市场销售质量安全监督管理办法》（国家食品药品监督管理总局令第 20 号），"食用农产品"指在农业活动中获得的供人食用的植物、动物、微生物及其产品，食用农产品参考目录包括谷物类（燕麦米、荞麦米、薏仁米），豆类（绿豆粉、黄豆粉、红豆粉、黑豆粉、豌豆粉、芸豆粉、蚕豆粉），干果类（葡萄干、荔枝干、桂圆、椰干、大枣干），叶类代用茶（荷叶、桑叶、薄荷叶、苦丁茶），花类代用茶（杭白菊、菊花、金银花、重瓣红玫瑰、茉莉花、桂花），果实类代用茶（大麦茶、枸杞子、决明子、苦瓜片、罗汉果），根茎类代用茶（甘草、牛蒡根、人工种植人参），籽类（芥菜籽、花生、大豆、葵花籽、蓖麻籽、芝麻籽、胡麻籽、胡椒籽、桐籽、橄榄仁、棕榈仁、棉籽），水产类（裙带菜、海带、紫菜、龙须菜、麒麟菜、江篱、浒苔、羊栖菜、莼菜），这些食用农产品与药食同源目录有部分重叠。

而历代本草文献所载具有保健作用的食物（剔除与上面重复者）尚有聪耳（增强或改善听力）类食物：荸荠、蒲菜、芥菜、蜂蜜。明目（增强或改善视力）类食物：猪肝、羊肝、野鸭肉、青鱼、鲍鱼、螺蛳、蚌。生发（促进头发生长）类食物：韭菜子。润发（使头发滋润、光泽）类食物：鲍鱼。乌须发（使须发变黑）类食物：大麦。长胡须（有益于不生胡须的男性）类食物：鳖肉。美容颜（使肌肤红润、光泽）类食物：樱桃、松子、牛奶、荷蕊。健齿（使牙齿坚固、洁白）类食物：莴笋。轻身（消肥胖）类食物：菱角、燕麦、青粱米。肥人（改善瘦人体质，强身壮体）类食物：小麦、粳米、葡萄、藕、牛肉。增智（益智、健脑等）类食物：荞麦、葡萄、菠萝、茶、黑木耳、乌贼。安神（使精神安静、利睡眠等）类食物：梅子、鹌鹑、牡蛎肉、黄花鱼。增力（健力、善走等）类食物：榛子。强筋骨（强健体质，包括筋骨、肌肉及体力）类食物：栗子、黄鳝、食盐。耐饥（使人耐受饥饿，推迟进食时间）类食物：松子、香菇。能食（增强食欲、消化等能力）类食物：葱、姜、蒜、韭菜、辣椒、胡萝卜、白萝卜。壮肾阳（调整性功能，改善阳痿、早泄等）类食物：狗肉、狗鞭、羊肉、羊油脂、雀肉、鹿肉、鹿鞭、燕窝、海虾、海参、鳗鱼。种子（增强助孕能力，也称续嗣，包括安胎作用）类食物：柠檬、黑雌鸡、雀肉、雀脑、鸡蛋、鹿骨、鲤鱼、鲈鱼、海参。

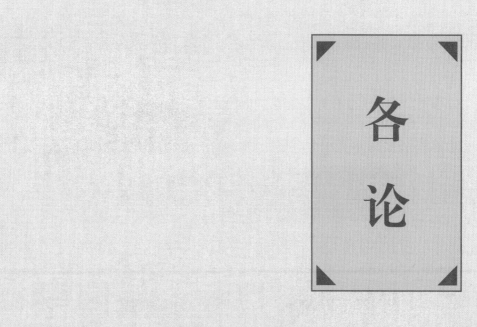

各论

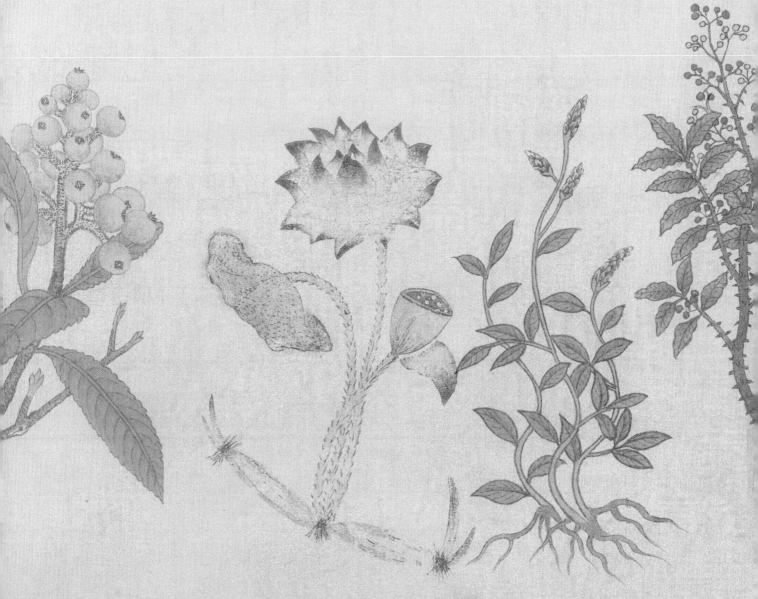

八角茴香

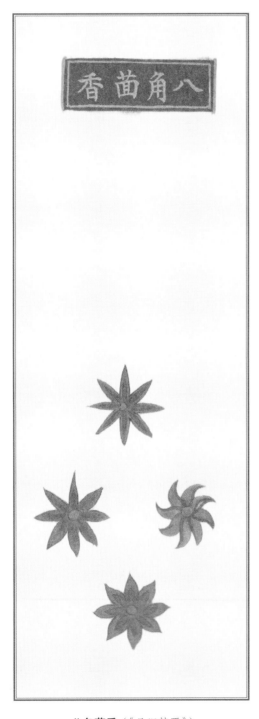

八角茴香（《品汇精要》）

【别　　名】大茴香、八角。

【来　　源】木兰科植物八角茴香 *Illicium verum* Hook. f. 的果实。

【功效主治】温阳，散寒，理气。用于寒疝腹痛，肾虚腰痛，中寒呕逆。

【传统食用】调味。

【现代食用】炖焖，调味。如八角焖鸡、八角核桃仁粉。

白扁豆、白扁豆花

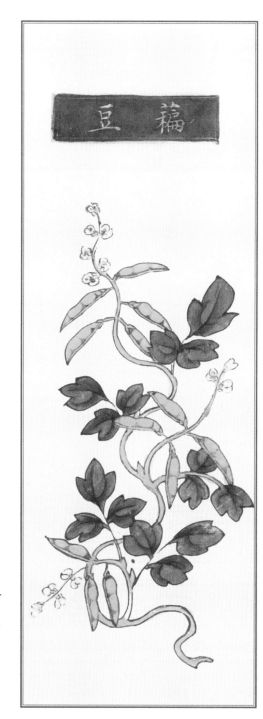

扁豆（《食物本草》）

【别　　名】南扁豆、蛾眉豆。

【来　　源】豆科植物扁豆 *Dolichos lablab* L. 的种子和花。

【功效主治】种子健脾化湿，和中消暑。用于脾胃虚弱，食欲不振，大便溏泻，白带过多。
　　　　　　花清暑散邪。用于夏月泄痢等。

【传统食用】煎汤，研末冲服。

【现代食用】煮粥，炒、炖等。

白 果

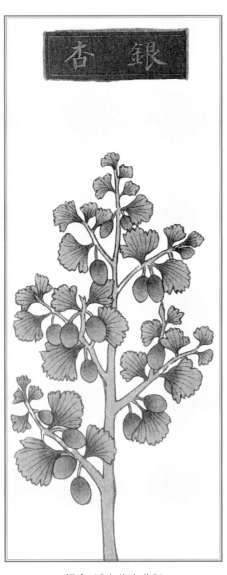

银杏（《食物本草》）

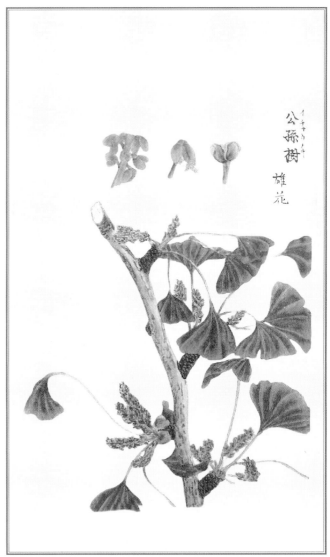

公孙树（《本草图谱》）

【别　　名】银杏、佛指柑、公孙树。

【来　　源】银杏科植物银杏 *Ginkgo biloba* L. 的种子。

【功效主治】敛肺定喘，止带缩尿。用于痰多喘咳，带下白浊，遗尿尿频。

【传统食用】煎汤，生食，泡酒，入丸、散。

【现代食用】制作点心、饮品，煮粥，以及炒食。

白 及

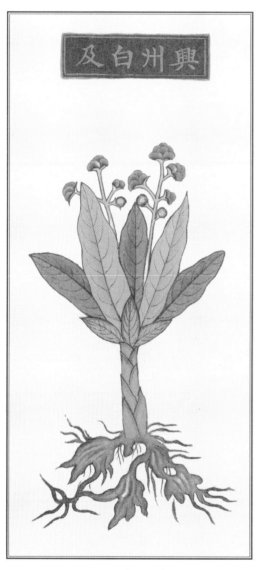

兴州白及（《品汇精要》）

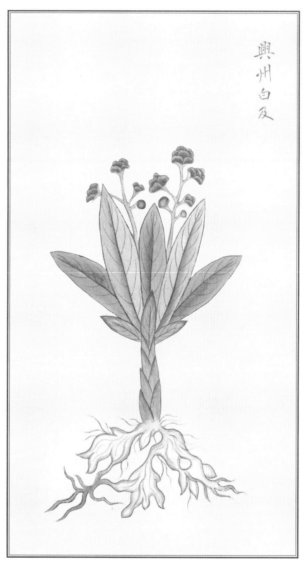

兴州白及（《草木状》）

【别　　名】甘根、连及草、白根。

【来　　源】兰科植物白及 *Bletilla striata*（Thunb.）Reichb. f. 的块茎。

【功效主治】生肌止痛，止血。主痈肿疮疽。

【传统食用】煎汤，酒调末服。如猪肺白及汤。

【现代食用】煎汤。如白及冰糖燕窝、虫草白及蛤蚧瘦肉汤。

白芥子

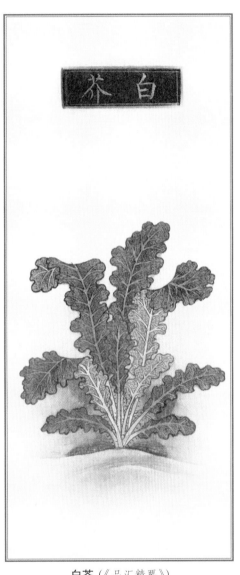

白芥（《品汇精要》）

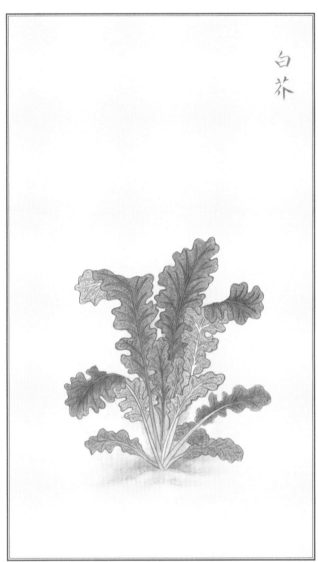

白芥（《草木状》）

【别　　名】胡芥、蜀芥。

【来　　源】十字花科植物白芥 *Sinapis alba* L. 的种子。

【功效主治】利气豁痰，通络止痛。用于痰饮咳喘，胸胁胀满疼痛，呕吐，肿毒。

【传统食用】汤浸，蒸饼。

【现代食用】调味，榨油，磨粉。如芥末鸭掌、白芥油牛肉。

白茅根

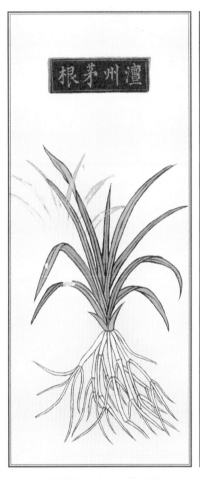

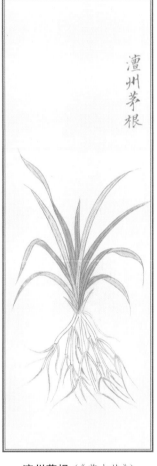

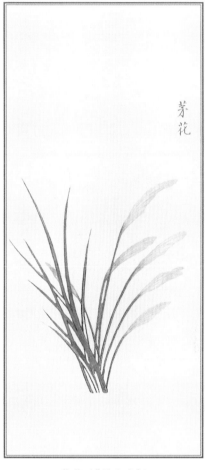

澶州茅根（《品汇精要》）　　　澶州茅根（《草木状》）　　　茅花（《履巉岩》）

【别　　名】丝茅草、茅草、白茅草。

【来　　源】禾本科植物白茅 *Imperata cylindrica* Beauv. var. *major*（Nees）C. E. Hubb. 的根茎。

【功效主治】凉血止血，清热利尿。用于血热吐血，衄血，尿血，热病烦渴，湿热黄疸，水肿尿少，热淋涩痛。

【传统食用】煎汤，茶饮。

【现代食用】煎汤，茶饮。

白 芷

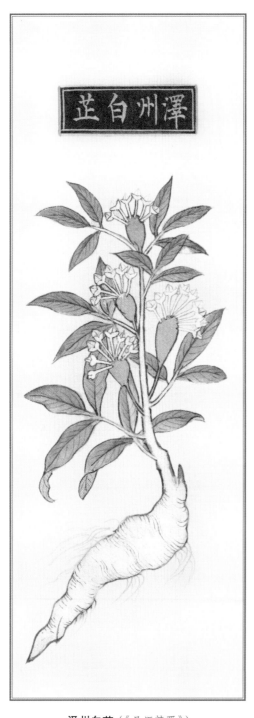

泽州白芷（《品汇精要》）

【别　　名】苻蓠、白茝、香白芷。

【来　　源】伞形科植物白芷 *Angelica dahurica*（Fisch. ex Hoffm.）Benth. et Hook. f. 的根。

【功效主治】解表散寒，祛风止痛，宣通鼻窍，燥湿止带，消肿排脓。用于感冒头痛，眉棱骨痛，鼻塞流涕，鼻衄，鼻渊，牙痛，带下，疮疡肿痛。

【传统食用】煎汤，研末冲服。

【现代食用】煎汤，香料。如白芷鱼头汤。

百 合

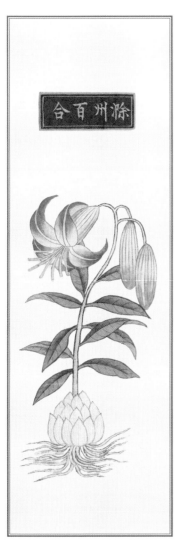

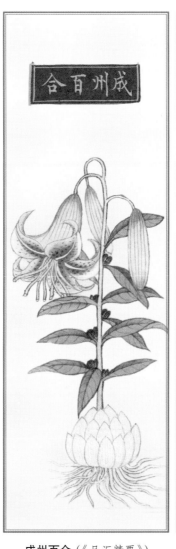

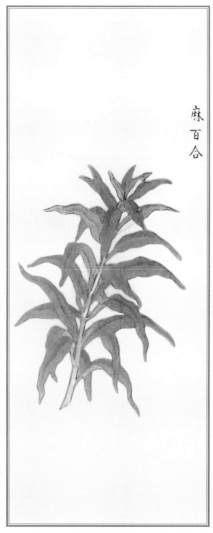

滁州百合（《品汇精要》）　　成州百合（《品汇精要》）　　麻百合（《履巉岩》）

【别　　名】中庭、山丹、倒仙。

【来　　源】百合科植物百合 *Lilium brownii* F. E. Brown 及其同属多种植物鳞茎。

【功效主治】养阴润，止咳，清心安神。用于阴虚燥咳，劳嗽咳血，虚烦惊悸，失眠多梦，精神恍惚。

【传统食用】煎汤，入丸、散。

【现代食用】泡茶，煎汤，煮粥，以及作为蔬菜炒食。

柏子仁

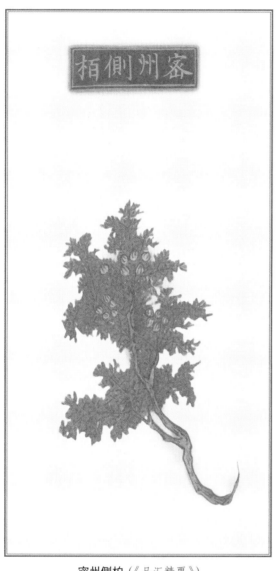

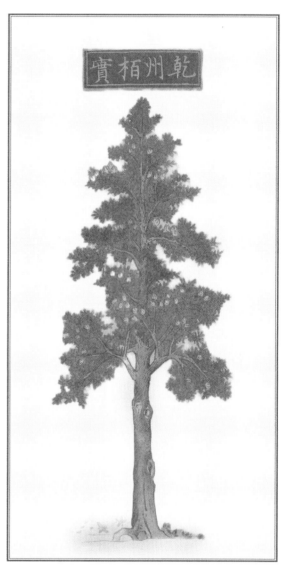

密州侧柏（《品汇精要》）

乾州柏实（《品汇精要》）

【别　　名】柏实、柏仁、侧柏仁。

【来　　源】柏科植物侧柏 *Biota orientalis*（L.）Endl. 的种仁。

【功效主治】养心安神，润肠通便。

【传统食用】泡酒。煎汤，或入丸、散。

【现代食用】茶饮，蒸食，煎汤，煮粥。如柏子仁茶、柏子仁蒸仔鸡。

薄　荷

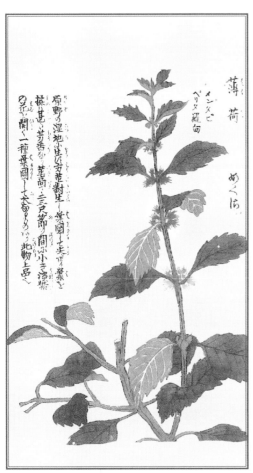

薄荷（《本草图谱》）

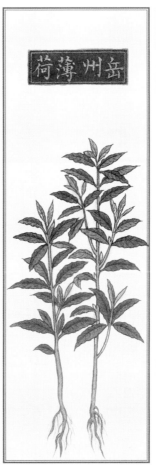

岳州薄荷（《品汇精要》）

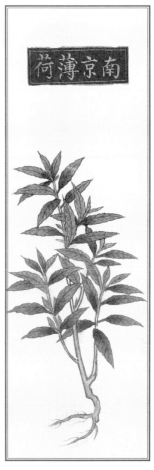

南京薄荷（《品汇精要》）

【别　　名】蕃荷菜、龙脑薄荷、猫儿薄荷。

【来　　源】唇形科植物薄荷 *Mentha haplocalyx* Briq. 的全草。

【功效主治】疏散风热，清利头目，利咽，透疹，疏肝行气。用于风热感冒，风温初期，头痛，目赤，喉痹，口疮，风疹，麻疹，胸胁胀满。

【传统食用】煮粥，茶饮，生食，泡酒。

【现代食用】煎汤，制作糖果，调味。如薄荷酒、凉拌薄荷叶。

荜茇

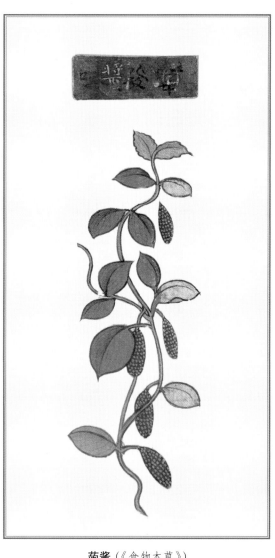

蒟酱（《食物本草》）

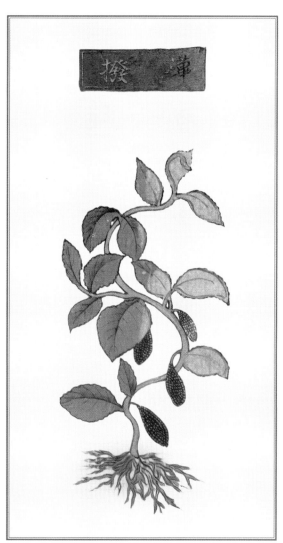

荜拨（《食物本草》）

【别　　名】荜拔、荜拔梨、椹圣。

【来　　源】胡椒科植物荜茇 *Piper longum* L. 的果穗。

【功效主治】温中散寒，下气止痛。用于脘腹冷痛，呕吐，泄泻，头痛、牙痛，鼻渊。

【传统食用】煎汤，入丸、散，调味。

【现代食用】煎汤，煮粥，炒食，制作甜品，调味。如荜茇粥、荜茇鲤鱼汤。

蓖 麻

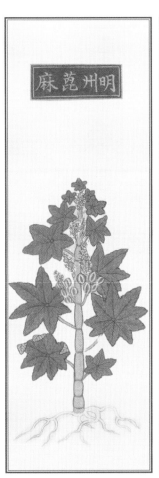

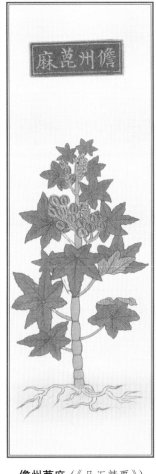

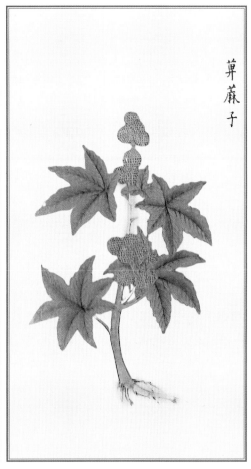

明州蓖麻(《品汇精要》)　　　儋州蓖麻(《品汇精要》)　　　蓖麻子(《履巉岩》)

【别　　名】草麻、大麻子、蓖麻仁。

【来　　源】大戟科植物蓖麻 *Risinus communis* L. 的种子。

【功效主治】泻下通滞，消肿拔毒。用于大便燥结，痈疽肿毒，喉痹。

【传统食用】榨油。

【现代食用】煎汤，炒食。如蓖麻炒鸡蛋、橙香蓖麻鱼。

槟　榔

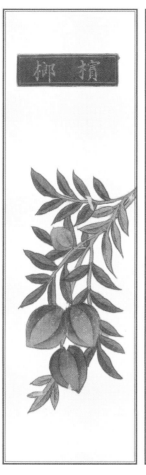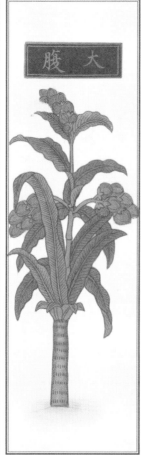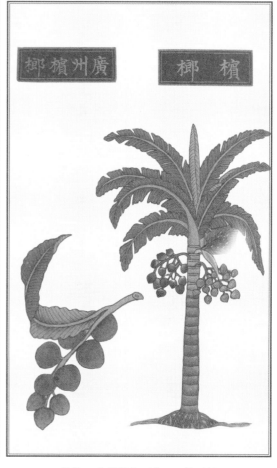

槟榔（《食物本草》）　　大腹（《品汇精要》）　　槟榔、广州槟榔（《品汇精要》）

【别　　名】白槟榔、大腹子、槟楠。

【来　　源】棕榈科植物槟榔 *Areca catechu* L. 的种子。

【功效主治】杀虫、消积、行气，利水，截疟。用于虫积腹痛，积滞泻痢。

【传统食用】咸槟榔、干槟榔、槟榔青。

【现代食用】煮粥，制作糕点。如槟榔糯米粥、槟榔香芋酥。

草 果

草果（《品汇精要》）

【别　　名】草果仁、草果子、老蔻。

【来　　源】姜科植物草果 *Amomum tsaoko* Crevost et Lemaire 的果实。

【功效主治】燥湿温中，除痰截疟。用于寒湿内阻，脘腹胀痛，痞满呕吐，疟疾寒热。

【传统食用】煎汤，入丸、散，泡酒。

【现代食用】调味。

陈皮（附：橘红）

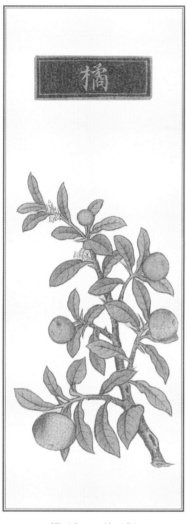

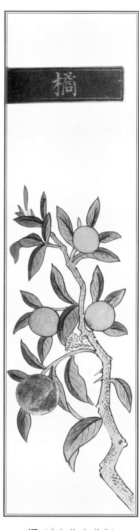

橘（《品汇精要》）　　　橘（《食物本草》）

【别　　名】广陈皮、新会皮。

【来　　源】芸香科植物橘 *Citrus reticulata* Blanco 及其栽培品种的成熟果皮。

【功效主治】理气健脾，燥湿化痰。用于脘腹胀满，食少吐泻，咳嗽痰多。

【传统食用】煎汤，茶饮，煮粥。

【现代食用】煎汤，炒食。如陈皮猪蹄汤、陈皮炒肉丝。

附：橘红

【别　　名】芸皮、芸红。

【来　　源】芸香科植物橘 *Citrus reticulata* Blanco 及其栽培变种的外层果皮。

【功效主治】理气宽中，燥湿化痰。用于咳嗽痰多，食积伤酒，呕恶痞闷。

【传统食用】煎汤，入丸、膏，茶饮。

【现代食用】调味，药酒。

沉 香

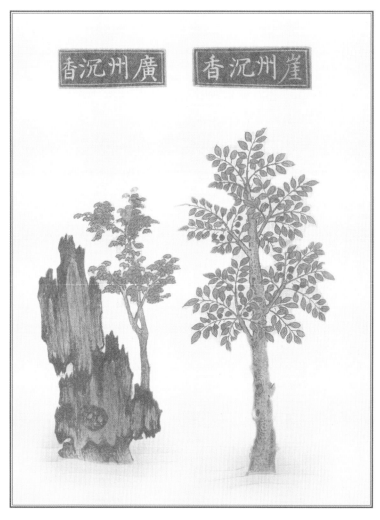

崖州沉香、广州沉香（《品汇精要》）

【别　　名】密香、沉香木、女儿香。

【来　　源】瑞香科植物白木香 *Aguilaria sinensis*（Lour.）Gilg 或沉香 *A. agallocha* Roxb. 含树脂木材。

【功效主治】行气止痛，温中止呕，纳气平喘。用于胸腹胀闷疼痛，胃寒呕吐呃逆，肾虚气逆喘急。

【传统食用】茶饮，泡酒，香料。

【现代食用】炖食，煎汤。如沉香鸡、莲藕大舌蚝豉汤。

赤小豆

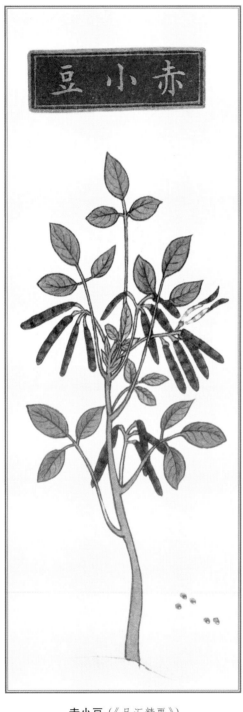

赤小豆（《品汇精要》）

【别　　名】赤豆、红豆、红小豆。

【来　　源】豆科植物赤小豆 *Vigna umbeuata* Ohwi et Ohashi 的种子。

【功效主治】利水消肿，解毒排脓。用于水肿胀满，脚气浮肿，黄疸尿赤，风湿热痹，痈肿疮毒，肠痈腹痛。

【传统食用】煎汤，煮粥。

【现代食用】煎汤，煮饭，制作甜点、糖水、馅料。

楮　实

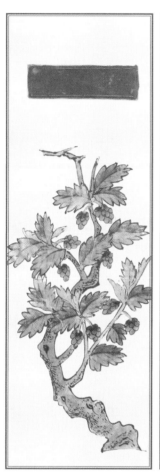

楮实（《食物本草》）

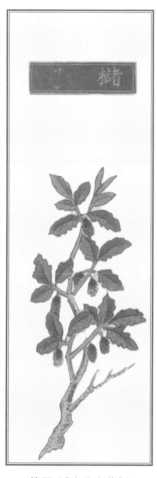

楮子（《食物本草》）

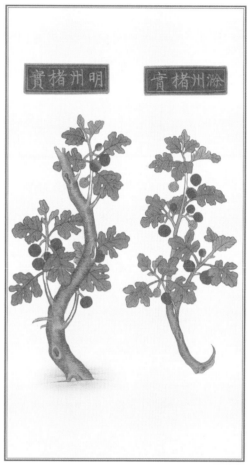

滁州楮实、明州楮实（《品汇精要》）

【别　　名】谷实、谷桑、楮桃。

【来　　源】桑科植物构树 *Broussonetia papyrifera*（L.）Vent. 的果实。

【功效主治】补肾助阳，清肝明目，用于腰膝酸软、虚劳骨蒸等。

【传统食用】泡酒。

【现代食用】炒食。如楮实菟丝肉片。

大 枣

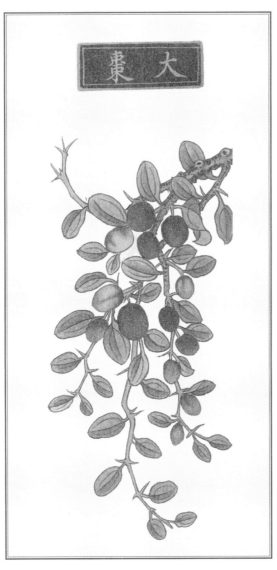 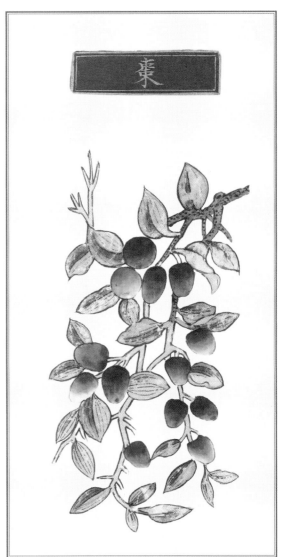

大枣（《品汇精要》）　　　　　　枣（《食物本草》）

【别　　名】御枣、良枣、美枣。

【来　　源】鼠李科植物枣 *Ziziphus jujuba* Mill. 的果实。

【功效主治】补中益气，养血安神。用于脾虚食少，乏力便溏，妇人脏躁。

【传统食用】煎汤，煮粥。

【现代食用】煮粥，生食。如大枣粥、首乌大枣粥。

淡豆豉

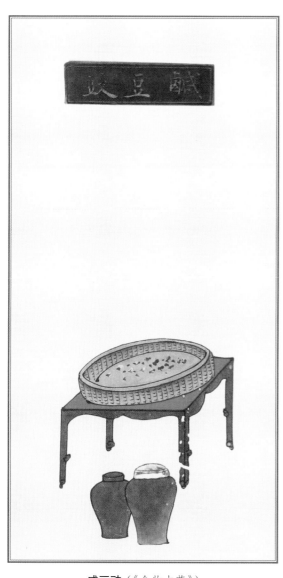

咸豆豉（《食物本草》）

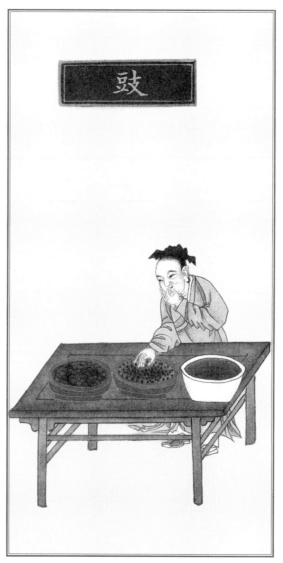

豉（《品汇精要》）

【别　　名】香豉、淡豉。

【来　　源】豆科植物黑豆 *Glycine max*（L.）Merr. 成熟种子的发酵加工品。

【功效主治】解表，除烦，宣发郁热。用于感冒，寒热头痛，烦躁胸闷，虚烦不眠。

【传统食用】煎汤。

【现代食用】调味。

淡竹叶

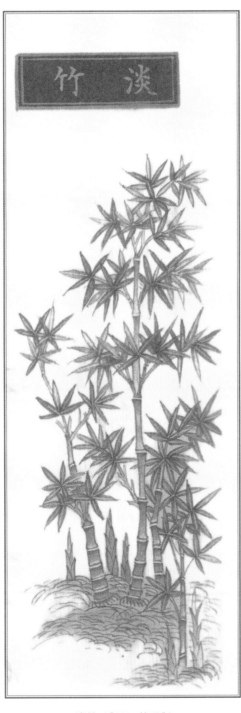

淡竹（《品汇精要》）

【别　　名】长寿灵芝草、山鸡米、金竹叶。

【来　　源】禾本科植物淡竹叶 *Lophatherum gracile* Brongn. 的茎叶。

【功效主治】清热泻火，除烦止渴，利尿通淋。用于热病烦渴，小便短赤涩痛，口舌生疮。

【传统食用】煎汤。

【现代食用】茶饮，煮粥，泡酒。

当　归

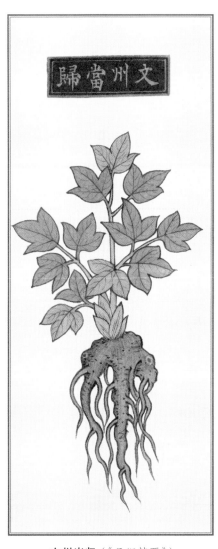

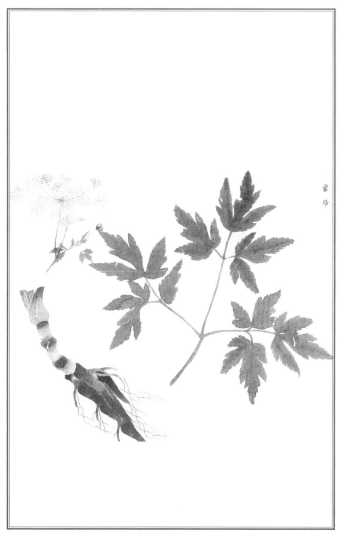

文州当归（《品汇精要》）　　　　　　　　　当归（《本草图谱》）

【别　　　名】干归、西当归、岷归。

【来　　　源】伞形科植物当归 *Angelica sinensis*（Oliv.）Diels 的根。

【功效主治】补血活血，调经止痛，润肠通便。用于血虚萎黄，眩晕心悸，月经不调，经闭痛经，虚寒腹痛，风湿痹痛，跌扑损伤，痈疽疮疡，肠燥便秘。

【传统食用】煎汤，茶饮，泡酒。如当归酒。

【现代食用】煎汤，泡酒。如当归羊肉汤。

地　黄

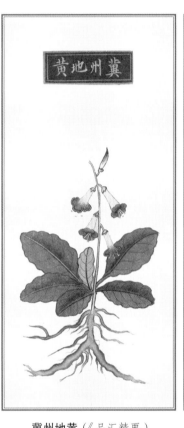
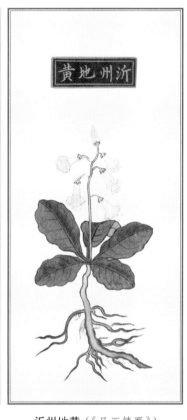
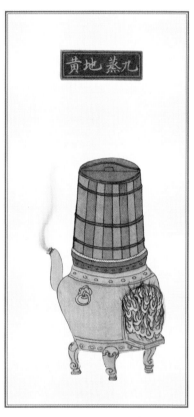

冀州地黄（《品汇精要》）　　　沂州地黄（《品汇精要》）　　　九蒸地黄（《品汇精要》）

【别　　名】鲜地黄、生地黄、熟地黄。

【来　　源】玄参科植物地黄 *Rehmannia glutinosa* Libosch. 的新鲜或干燥块根。

【传统药用】鲜地黄：清热生津，凉血，止血。用于热病伤阴，舌绛烦渴，温毒发斑，吐
血，衄血，咽喉肿痛。

【功效主治】生地黄：清热凉血，养阴生津。用于热入营血，温毒发斑，吐血衄血，热病
伤阴，舌绛烦躁，津伤便秘，阴虚发热，骨蒸劳热，内热消渴。

熟地黄：补血滋阴，益精填髓。用于血虚萎黄，心悸怔忡，月经不调，崩漏
下血，肝肾阴虚，腰膝酸软，骨蒸潮热，盗汗遗精，内热消渴，眩晕，耳
鸣，须发早白。

【传统食用】茶饮，泡酒。

【现代食用】煲汤，煮粥。

地骨皮

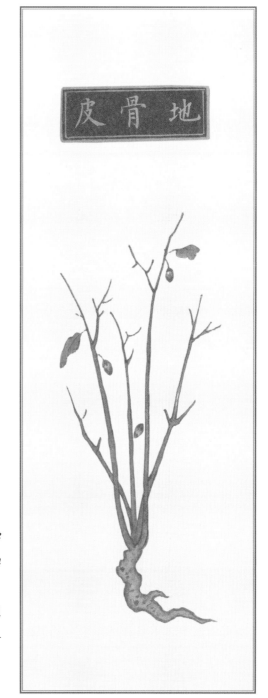

地骨皮（《品汇精要》）

【别　　名】杞根、山杞子根。

【来　　源】茄科植物枸杞 *Lycium chinense* Mill. 或宁夏枸杞 *Lycium barbarum* L. 的根皮。

【功效主治】凉血除蒸，清肺降火。用于阴虚潮热，骨蒸盗汗，肺热咳嗽，咯血，消渴。

【传统食用】煎汤。

【现代食用】煎汤。如地骨皮猪骨汤。

地　笋

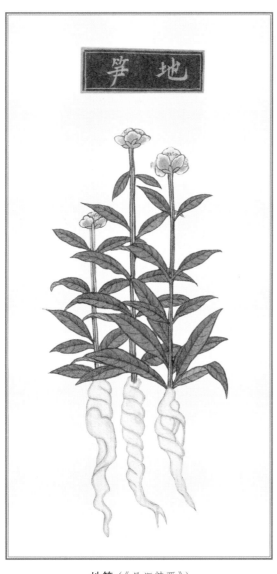

地笋（《品汇精要》）

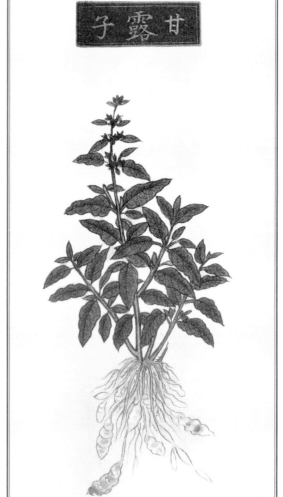

甘露子（《食物本草》）

【别　　名】地蚕子、甘露子。

【来　　源】唇形科植物地瓜儿苗 *Lycopus lucidus* Turcz. 的根茎。

【功效主治】利窍通脉，排脓止血。用于鼻衄，吐血，产后心腹痛。

【传统食用】作为蔬菜食用。

【现代食用】凉拌，腌制。如扬州酱菜、素炒地瓜儿。

中国传统
药食同源物质图典

丁 香

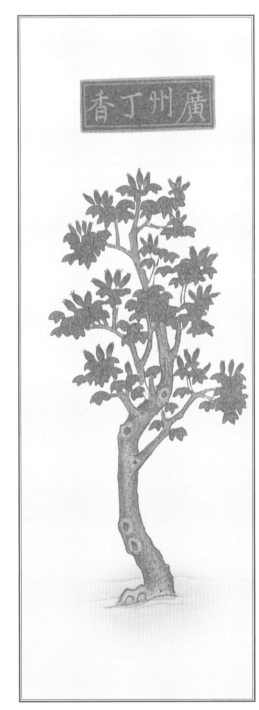

广州丁香（《品汇精要》）

【别　　名】雄丁香、丁子香、索瞿香。

【来　　源】桃金娘科植物丁香 *Eugenia caryophullata* Thunb. 的花蕾。

【功效主治】温中降逆，补肾助阳。用于脾胃虚寒，呃逆呕吐，食少吐泻，心腹冷痛，肾虚阳痿。

【传统食用】煎汤，煮粥，入丸、散。

【现代食用】调味。

杜 仲（附：杜仲叶）

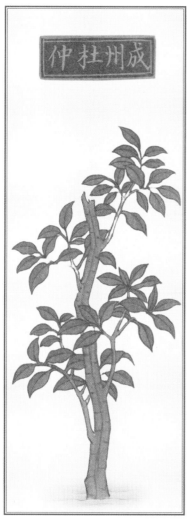

成州杜仲（《品汇精要》）

【别　　名】思仲、丝连皮、丝棉皮。

【来　　源】杜仲科植物杜仲 *Eucommia ulmoides* Oliv. 的
树皮。

【功效主治】补肝肾，强筋骨。用于腰背疼痛，足膝酸软
乏力。

【传统食用】煎汤，调味。

【现代食用】煎汤，煮粥。如补肾鲤鱼汤、桂枝杜仲粥。

附：**杜仲叶**

【别　　名】思仲叶、思仙叶。

【来　　源】杜仲科植物杜仲 *Eucommia ulmoides* Oliv. 的叶。

【功效主治】补肝肾。用于高血压病。

【传统食用】煎汤，茶饮，凉拌。

【现代食用】饮料，作为食品添加剂。如杜仲糖果、杜仲挂面。

阿　胶

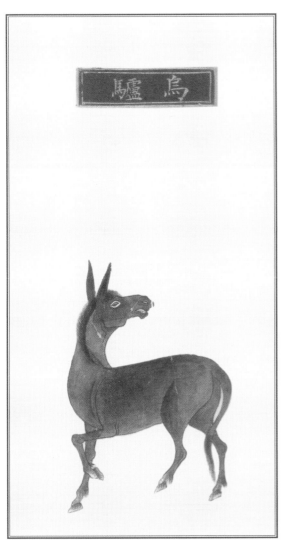

乌驴（《食物本草》）

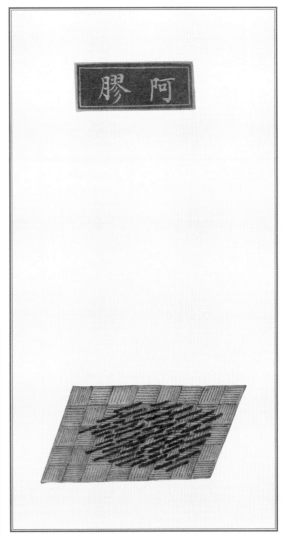

阿胶（《品汇精要》）

【别　　名】傅致胶、盆覆胶、驴皮胶。

【来　　源】马科动物驴 *Equus asinus* L. 的干燥皮或鲜皮经煎煮、浓缩制成的固体胶。

【功效主治】补血滋阴，润燥，止血。用于血虚萎黄，眩晕心悸，肌痿无力，心烦不眠，虚风内动，肺燥咳嗽，劳嗽咯血，吐血尿血，便血崩漏，妊娠胎漏。

【传统食用】烊化兑服，煎汤。

【现代食用】制作糖果、糕点。如阿胶糖、阿胶糕。

榧　子

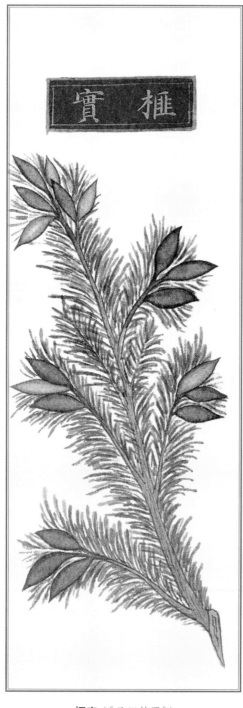

榧实（《品汇精要》）

【别　　名】榧实、玉山果。

【来　　源】红豆杉科植物榧 *Torreya grandis* Fort. 的种子。

【功效主治】杀虫消积，润燥通便。用于钩虫、蛔虫、绦虫病，虫积腹痛，小儿疳积，大便秘结。

【传统食用】煎汤，嚼食，入丸，煮粥，茶饮。

【现代食用】泡水饮用，煎汤。

粉 葛

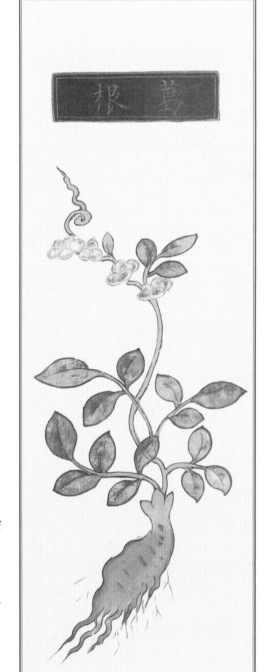

葛根（《食物本草》）

【别　　名】甘葛、葛马藤。

【来　　源】豆科植物甘葛藤 *Pueraria thomsonii* Benth. 的根。

【功效主治】生津止渴，解酒毒。用于口渴，消渴，热痢，眩晕头痛，酒毒伤中。

【传统食用】煎汤，煮粥，作羹。

【现代食用】制作糖水、糕点，作为食品添加剂。

蜂　蜜

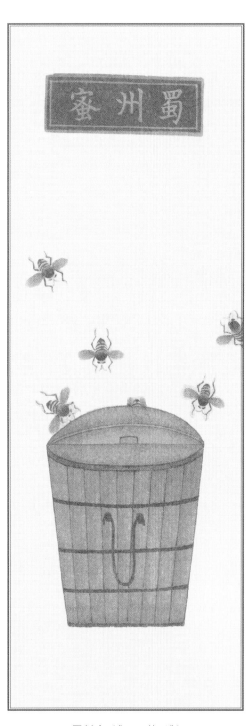

蜀州蜜（《品汇精要》）

【别　　名】白蜜、蜂糖、食蜜、蜜糖、石蜜、
　　　　　　崖蜜、岩蜜。

【来　　源】蜜蜂科昆虫中华蜜蜂 *Apis cerana*
　　　　　　Fabr.、意大利蜜蜂 *Apis millifera*
　　　　　　L. 等从蜜源植物花蜜腺采得在蜂
　　　　　　巢中酿制的天然甜味物质。

【功效主治】补中，润燥，止痛，解毒。用于
　　　　　　脘腹疼痛，润燥干咳，肠燥便秘。

【传统食用】入丸、散，泡水。

【现代食用】调味，制作甜品。

佛 手

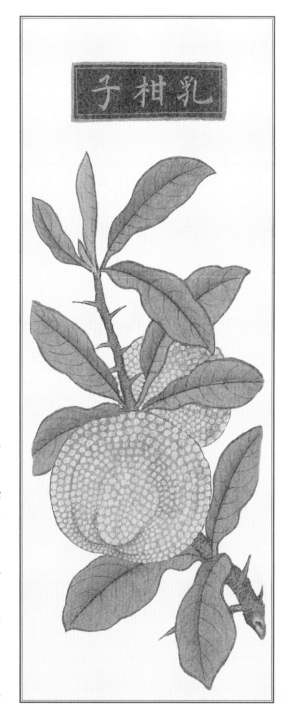

乳柑子（《品汇精要》）

【别　　名】蜜罗柑、五指柑、枸橼、乳柑子。

【来　　源】芸香科植物佛手 *Citrus medica* L. var. *sarcodactylia* Swingle 的果实。

【功效主治】化痰止呕，疏肝理气，和胃止痛，消胀健脾。用于咳嗽痰多，肝胃气滞，呕吐噫气，胸腹痞满，胀痛。

【传统食用】煎汤，泡水，研末服。

【现代食用】煎汤，茶饮，药酒，煮粥。如佛手砂仁粥。

茯 苓

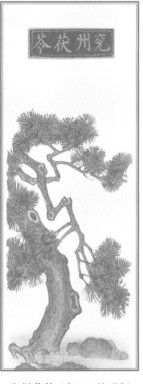
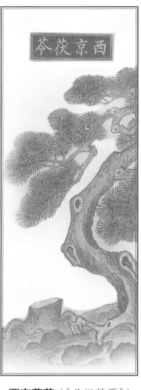
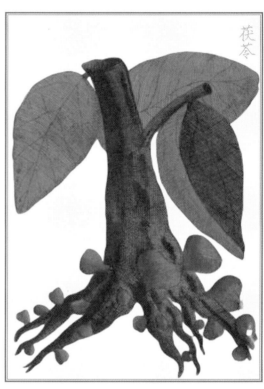

兖州茯苓（《品汇精要》）　　　西京茯苓（《品汇精要》）　　　　中国根（《植物志》）

【别　　　名】茯菟、伏灵、松腴。

【来　　　源】多孔菌科植物茯苓 *Poria cocos*（Schw.）Wolf 的菌核。

【功效主治】利水除湿，益气和中，用于胸胁逆气，心下结痛，烦满，咳逆，利小便，止消渴。

【传统食用】煎汤，作饼。

【现代食用】煎汤，茶饮，煮粥。如茯苓陈皮姜汁茶、土茯苓煲龙骨。

52

蝮 蛇

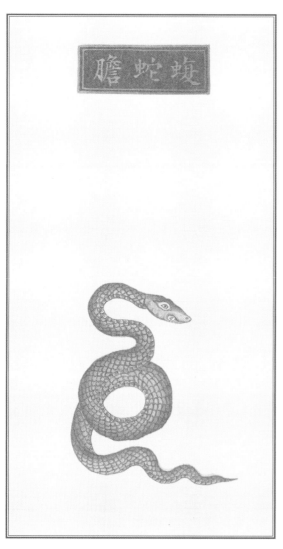

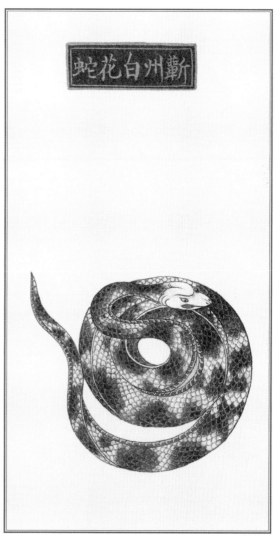

蝮蛇胆（《品汇精要》）　　　　　　蕲州白花蛇（《品汇精要》）

【别　　名】反鼻、白花蛇。

【来　　源】蝰蛇科尖吻蝮蛇 *Agkistrodon acutus*（Güenther）去除内脏的全体。

【功效主治】祛风，通络，止痉。用于风湿顽痹，麻木拘挛，中风口眼㖞斜，半身不遂，抽搐痉挛，破伤风，麻风，疥癣。

【传统食用】煎汤，泡酒。

【现代食用】煎汤。

覆盆子

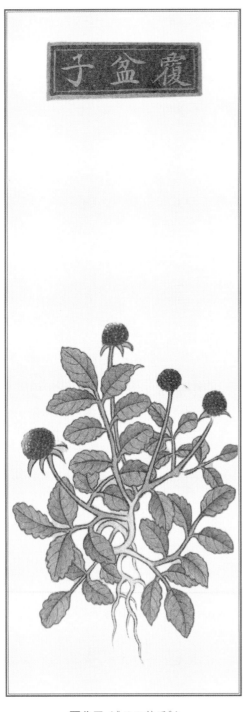

覆盆子（《品汇精要》）

【别　　名】覆盆、小托盘、山泡。

【来　　源】蔷薇科植物华东覆盆子 *Rubus chingii* Hu 的果实。

【功效主治】益肾固精，缩尿，养肝明目。用于遗精滑精，遗尿尿频，阳痿早泄，目暗昏花。

【传统食用】煎汤，浸酒，熬膏，入丸、散，煮粥。

【现代食用】煎汤，生食，制作果酱。

甘 草

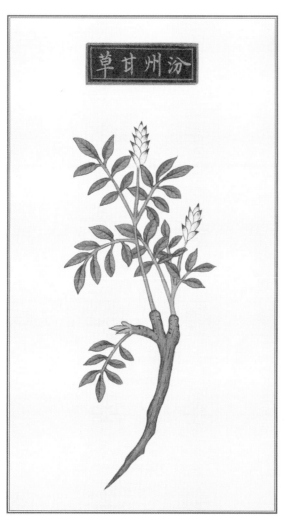

汾州甘草（《品汇精要》）

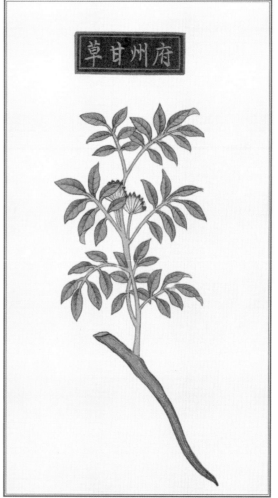

府州甘草（《品汇精要》）

【别　　名】美草、国老。

【来　　源】豆科植物甘草 *Glycyrrhiza uralensis* Fisch.、胀果甘草 *Glycyrrhiza inflata* Bat.
或光果甘草 *Glycyrrhiza glabra* L. 的根和根茎。

【功效主治】补脾益气，清热解毒，祛痰止咳，缓急止痛，调和诸药。用于脾胃虚弱，倦
怠乏力，心悸气短，咳嗽痰多，脘腹、四肢挛急疼痛，痈肿疮毒。

【传统食用】煎汤。

【现代食用】煎汤，茶饮。

甘 蕉

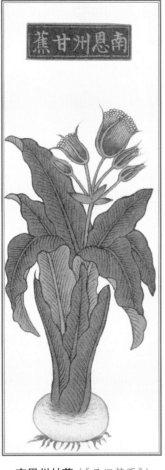

南恩州甘蕉(《品汇精要》)

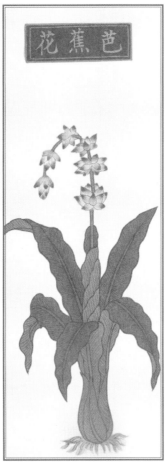

芭蕉花(《品汇精要》)

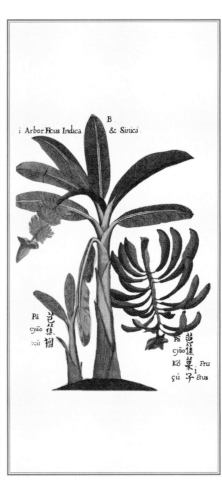

芭蕉树和芭蕉果子(《植物志》)

【别　　名】红蕉、水蕉、牙蕉。

【来　　源】芭蕉科植物甘蕉(大蕉) *Musa sapientum* (L.) O. Ktze. 或芭蕉 *Musa basjoo* Sieb. 的果实。

【功效主治】止渴润肺，通血脉，填骨髓，解酒。用于咳嗽，口渴，小儿客热。

【传统食用】生食，蒸食。

【现代食用】作饼，生食。如香蕉薄饼。

甘　蔗

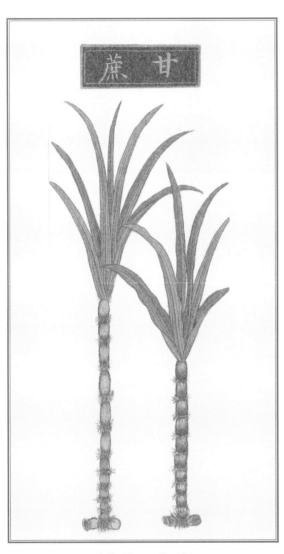

甘蔗（《品汇精要》）

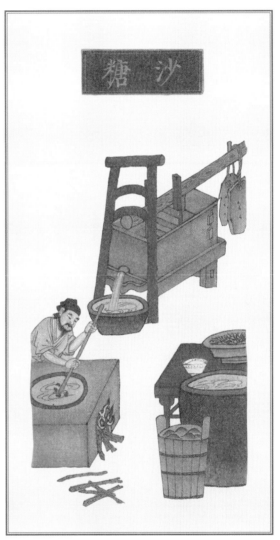

沙糖（《品汇精要》）

【别　　名】薯蔗、干蔗、糖梗。

【来　　源】禾本科植物甘蔗 *Saccharum officinarum* L. 的茎秆。

【功效主治】清热生津，润燥和中，解毒。用于烦热，消渴，呕哕反胃，虚热咳嗽，大便燥结，痈疽疮肿。

【传统食用】生食，煮粥，泡酒。

【现代食用】煎汤，制糖，榨汁，煮粥。如粳米甘蔗粥、甘蔗生姜汁。

柑 子

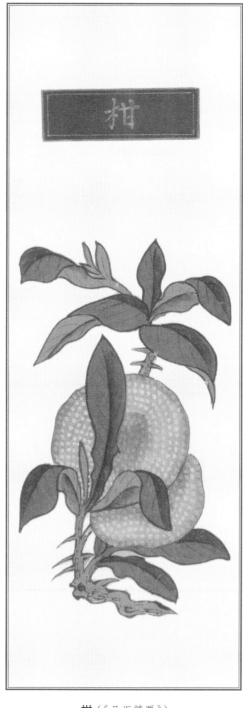

58

柑（《品汇精要》）

【别　　名】木奴、桶柑、蜜柑。

【来　　源】芸香科植物柑 *Citrus noblis* Lour.
或多种柑类的果实。

【功效主治】理气健胃，止咳化痰，清热止津，
醒酒利尿。用于胸隔烦热，口渴
欲饮，醉酒，小便不利。

【传统食用】生食，炒食。

【现代食用】榨汁，作羹。如冰糖炖柑。

橄　榄

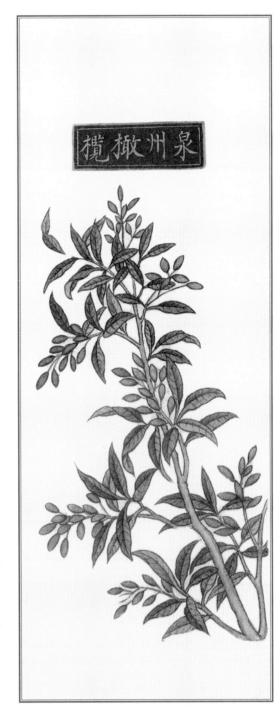

泉州橄榄（《品汇精要》）

【别　　名】青果、白榄、甘榄。

【来　　源】橄榄科植物橄榄 *Canarium album*（Lour.）Baeusch. 的果实。

【功效主治】清热解毒，利咽，生津止渴，解酒。用于咽喉肿痛，咳嗽痰黏，烦热口渴，鱼蟹中毒。

【传统食用】煎汤，生食，捣汁。

【现代食用】煎汤，茶饮，榨油。如橄榄核冰糖茶、橄榄油。

高良姜

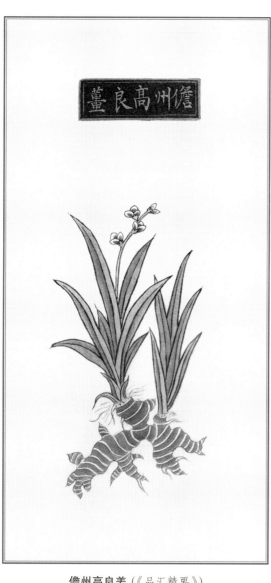

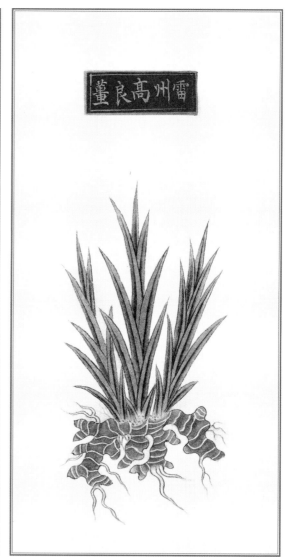

儋州高良姜（《品汇精要》）   雷州高良姜（《品汇精要》）

【别　　名】良姜、蛮姜。

【来　　源】姜科植物高良姜 *Alpinia officinarum* Hance 的根茎。

【功效主治】温胃止呕，散寒止痛。用于脘腹冷痛，胃寒呕吐，嗳气吞酸。

【传统食用】煎汤，研粉。

【现代食用】煎汤，煮粥。

葛　根

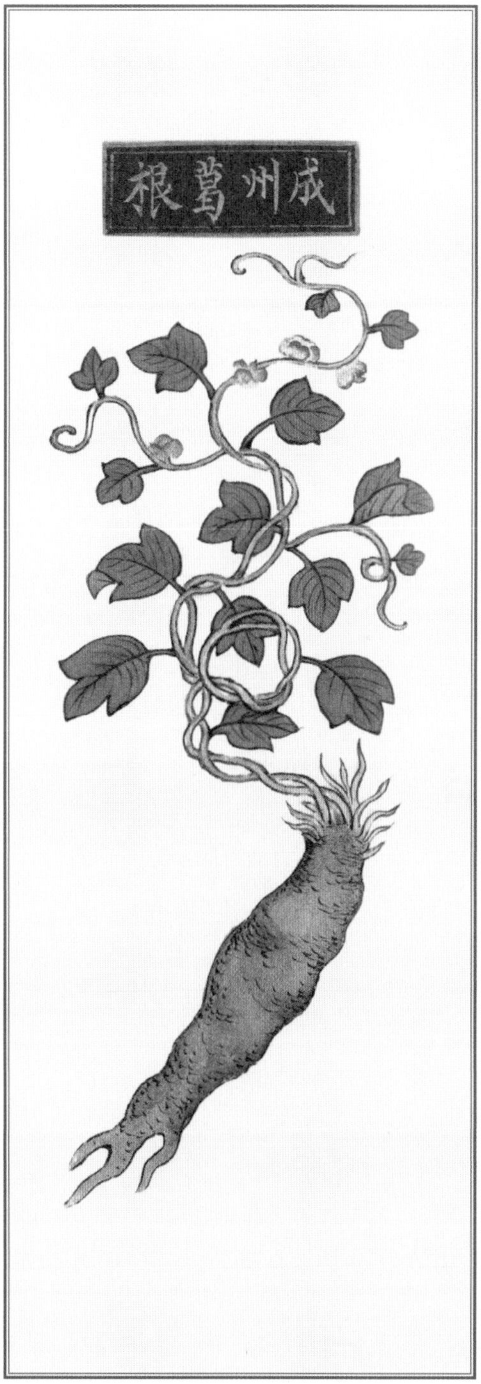

成州葛根（《品汇精要》）

【别　　名】葛麻茹、葛条根、葛脰。

【来　　源】豆科植物野葛 *Pueraria lobata*（Wild.）Ohwi 的根。

【功效主治】解肌退热，透疹，升阳止泻，通经活络。用于外感发热头痛，项背强痛，麻疹不透，泄泻，眩晕头痛，中风偏瘫，胸痹心痛。

【传统食用】榨汁，煮粥。

【现代食用】煎汤。如葛根清肺汤。

枸杞

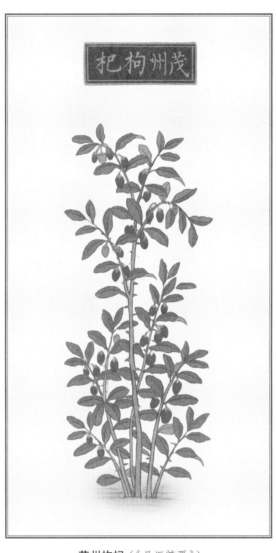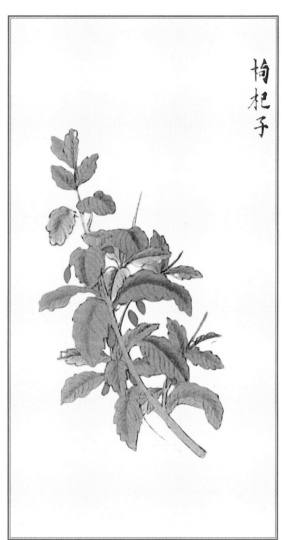

茂州枸杞（《品汇精要》）　　　　　　枸杞子（《履巉岩》）

【别　　名】西枸杞、苦杞。

【来　　源】茄科植物宁夏枸杞 *Lycium barbarum* L. 的果实。

【功效主治】滋补肝肾，益精明目。用于虚劳精亏，腰膝酸痛，眩晕耳鸣，阳痿遗精，内
　　　　　　热消渴，血虚萎黄，目昏不明。

【传统食用】泡酒，炒食。

【现代食用】茶饮，煮粥，泡酒，炒食。如枸杞炒猪肝、枸杞菊花粥。

谷精草

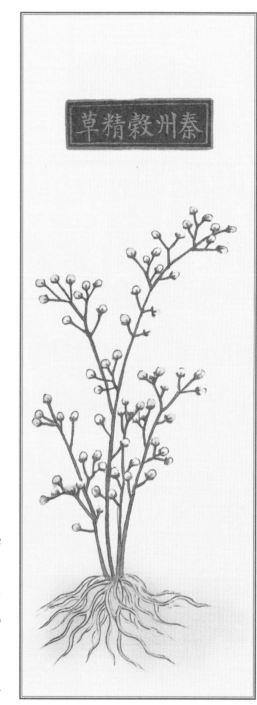

秦州谷精草（《品汇精要》）

【别　　名】戴星草、珍珠草、鱼眼草。

【来　　源】谷精草科植物谷精草 *Eriocanlon buergerianum* Koern. 的头状花序。

【功效主治】疏散风热，明目退翳。用于风热目赤，肿痛羞明，眼生翳膜，风热头痛。

【传统食用】煎汤。

【现代食用】煎汤。如荠菜谷精豆腐汤、谷精草炖猪肝。

桂　枝

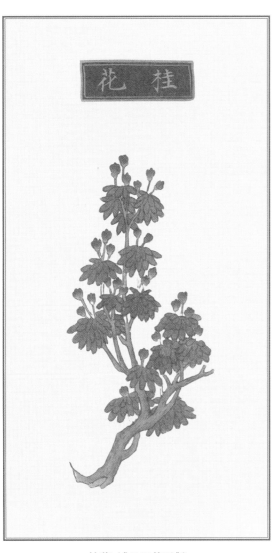

桂花（《品汇精要》）

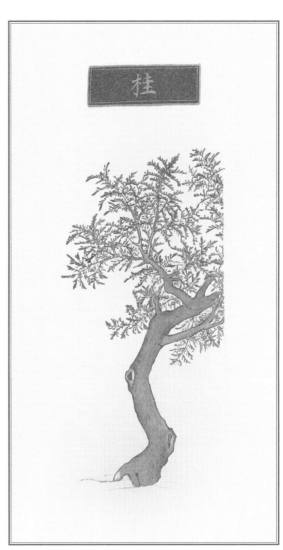

桂（《品汇精要》）

【别　　名】丹桂、姜桂、柳桂。

【来　　源】樟科植物肉桂 *Cinnamomum cassia* Presl 的嫩枝。

【功效主治】发汗解肌，温通经脉，助阳化气。用于风寒感冒，脘腹冷痛，血寒经闭，关节痹痛，痰饮，水肿，心悸，奔豚。

【传统食用】煎汤。

【现代食用】煎汤，茶饮，煮粥。如桂枝绿茶、桂枝杜仲粥。

64

海 带

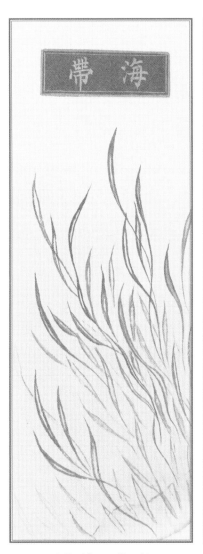

海带（《品汇精要》）

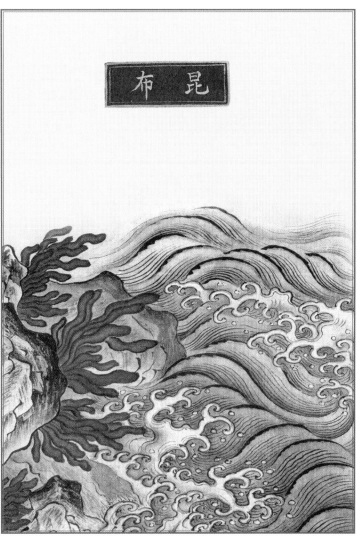

昆布（《品汇精要》）

【别　　名】纶布、昆布、江白菜。

【来　　源】海带科海带 *Laminaria japonicaa* Aresch. 或翅藻科植物昆布 *Ecklonia kurome* Okam. 叶状体。

【功效主治】消痰，软坚散结，利水消肿。用于瘿瘤，瘰疬，睾丸肿痛，痰饮水肿。

【传统食用】煎汤。

【现代食用】煎汤，凉拌。如海带汤。

海 藻

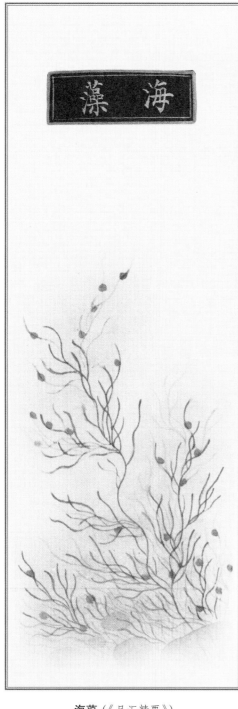

海藻（《品汇精要》）

【别　　名】小叶藻、海根菜、海草。

【来　　源】马尾藻科植物海蒿子 *Sargassum pallidum*（Turn.）C. Ag. 或羊栖菜 *Sargassum fusiforme*（Harv.）Setch. 的藻体。

【功效主治】同海带。

【传统食用】炒食，泡酒。

【现代食用】凉拌。

诃 子

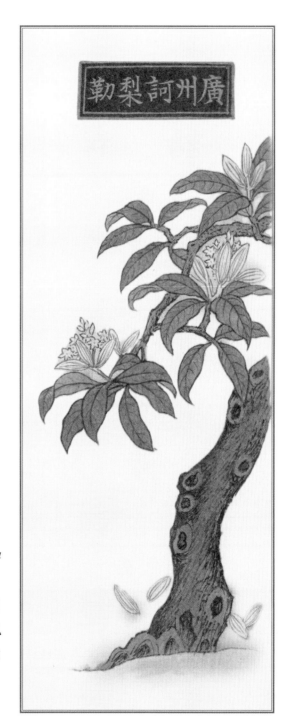

【别　　名】随风子、诃梨勒。

【来　　源】使君子科植物诃子 *Terminalia chebula* Retz. 的果实。

【功效主治】涩肠止痢，敛肺止咳，降火利咽。用于久泄久痢，便血，脱肛，肺虚喘咳，久嗽不止，咽痛音哑。

【传统食用】药膳。

【现代食用】煮粥，茶饮。

广州诃梨勒（《品汇精要》）

何首乌

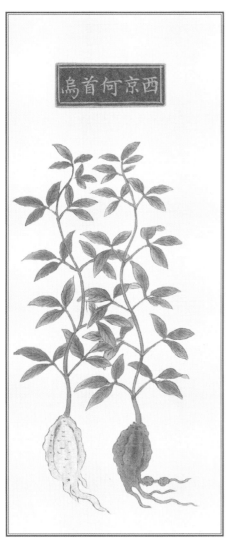

西京何首乌（《品汇精要》）

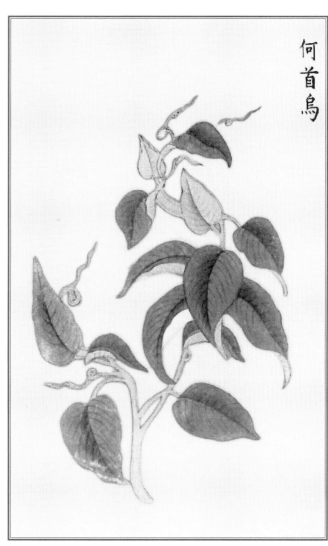

何首乌（《履巉岩》）

【别　　名】地精、赤葛、小独根。

【来　　源】蓼科植物何首乌 *Polygonum multiflorum* Thunb. 的块根炮制品。

【功效主治】解毒，消痈，截疟，润肠通便。用于疮痈，瘰疬，风疹瘙痒，久疟体虚，肠燥便秘。

【传统食用】九蒸九晒作粮食用。

【现代食用】煎汤。如何首乌煲牛肉、何首乌煮鸡蛋。

中国传统
药食同源物质图典

黑胡椒

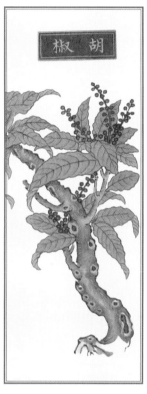

胡椒（《品汇精要》）

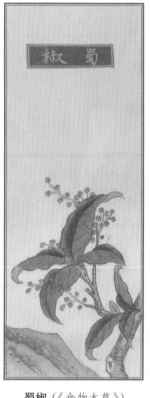

蜀椒（《食物本草》）

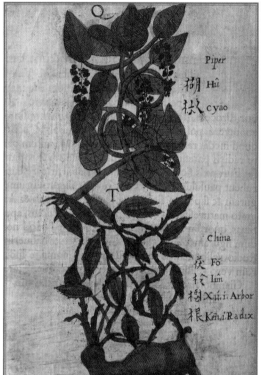

胡椒（《植物志》）

【别　　名】玉椒、胡椒、白胡椒。

【来　　源】胡椒科植物胡椒 *Piper nigrum* L. 的果实。

【功效主治】温中散寒，下气，消痰。用于腹痛泄泻，食欲不振，癫痫痰多。

【传统食用】煎汤，入丸、散，调味。

【现代食用】调味，作为食品防腐剂。如胡椒粉。

黑芝麻

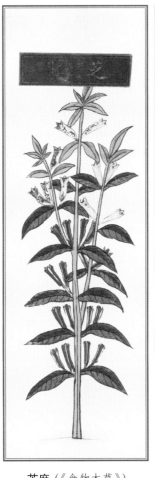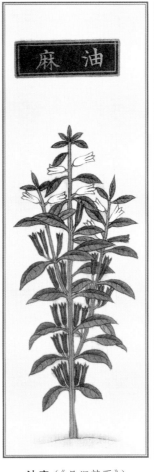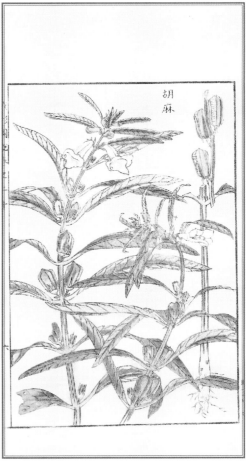

芝麻（《食物本草》）　　　油麻（《品汇精要》）　　　　　胡麻（《本草图谱》）

【别　　　名】胡麻、巨胜、油麻。

【来　　　源】脂麻科植物脂麻 *Sesamum indicum* L. 的种子。

【功效主治】补肝肾，益精血，润肠燥。用于气血亏虚，头昏眼花，耳鸣耳聋，须发早白，病后脱发，肠燥便秘。

【传统食用】煮粥，研末冲服，煎汤。

【现代食用】炒食，油料。如胡麻油、芝麻酱。

胡萝卜

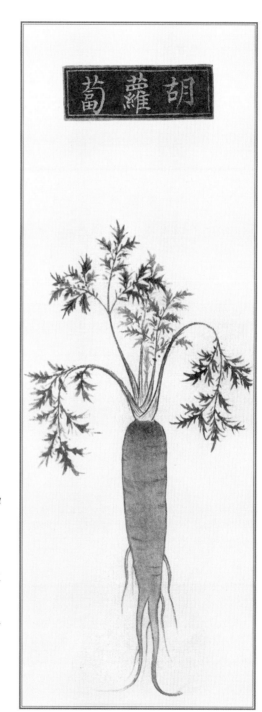

【别　　名】黄萝卜、红芦菔、金笋。

【来　　源】伞形科植物胡萝卜 *Daucus carota*
L. var. *satiua* Hoffm 的根。

【功效主治】健脾和中，滋肝明目，化痰止咳，
清热解毒。用于脾虚食少，体虚
乏力，脘腹痛，泄痢，视物昏花，
雀目，咳喘，百日咳，咽喉肿
痛，麻疹，水痘，疖肿，汤火伤，
痔漏。

【传统食用】生食，炒食。

【现代食用】炒食，生食，榨汁。

胡萝卜（《品汇精要》）

胡桃仁

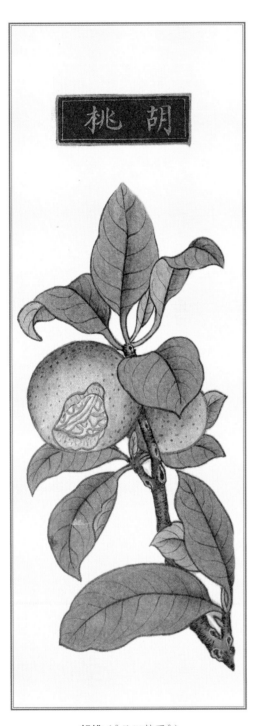

胡桃（《品汇精要》）

【别　　名】胡桃仁、胡桃肉、饼子桃。

【来　　源】胡桃科植物胡桃 *Juglans regia* L. 的种仁。

【功效主治】补肾，温肺，润肠。用于肾阳不足，腰膝酸软，阳痿遗精，虚寒咳嗽，肠燥便秘。

【传统食用】煎汤，入丸、散，生食。

【现代食用】煮粥，制作甜点。如胡桃仁糖、琥珀桃仁。

花　椒

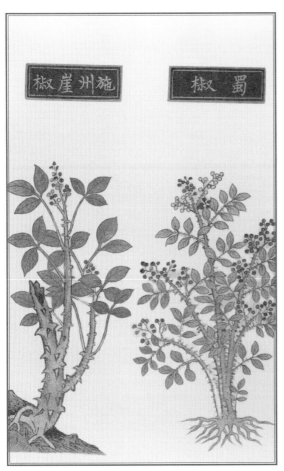

蜀椒、施州崖椒（《品汇精要》）

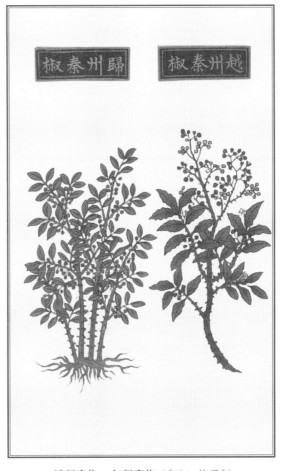

越州秦椒、归州秦椒（《品汇精要》）

【别　　名】巴椒、川椒、汉椒、崖椒、蜀椒、秦椒。

【来　　源】芸香科植物青椒 *Zanthoxylum schinifolium* Sieb. et Zucc. 或花椒 *Zanthoxylum bungeanum* Maxim. 的果实、果皮和种子。

【功效主治】温中止痛，杀虫止痒。用于脘腹冷痛，呕吐泄泻，虫积腹痛；外治湿疹，阴痒。

【传统食用】调味。

【现代食用】煎汤，调味，泡酒，制作馅料。如花椒酒、花椒汤。

花 生

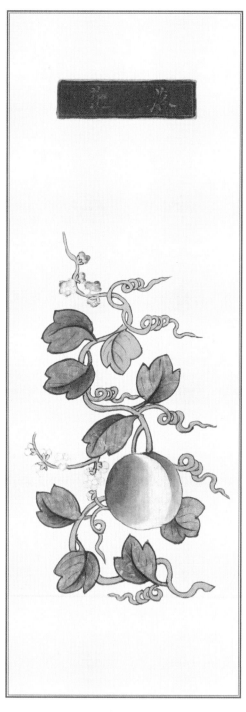

落花（《食物本草》）

74

【别　　名】落花生、落花参、长生果。

【来　　源】豆科植物落花生 *Arachis hypogaea* L. 的种子。

【功效主治】健脾养胃，润肺化痰。用于脾虚不运，反胃不舒，乳妇奶少，脚气，肺燥咳嗽，大便燥结。

【传统食用】煮食，生食，炒食。

【现代食用】炒食，作为酱料、油料。如花生酱、花生油。

化橘红（附：柚子）

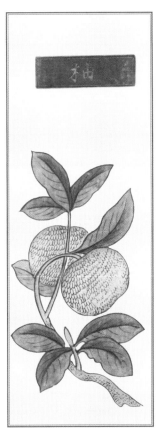

柚（《食物本草》）

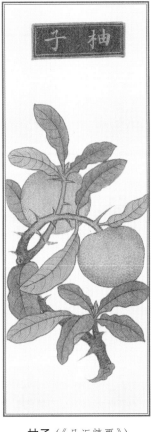

柚子（《品汇精要》）

【别　　名】化州桔红、毛橘红。

【来　　源】芸香科植物化州柚 *Citrus grandis* 'Tementosa' 的未成熟或近成熟的干燥外层果皮。

【传统药用】理气宽中，燥湿化痰。用于咳嗽痰多，食积伤酒，呕恶痞闷。

【传统食用】茶饮。

【现代食用】茶饮，煲汤，泡酒，煮粥。

附：柚子

【别　　名】化橘红。

【来　　源】芸香科植物柚 *Citrus grandis*（L.）Osbeck 的果皮。

【功效主治】理气宽中，燥湿化痰。用于咳嗽痰多，食积伤酒，呕恶痞闷。果肉健胃消食，清火解毒，消肿止痛，凉血止血，利尿通淋，祛风除湿。

【传统食用】煲汤，腌菜。

【现代食用】生食，茶饮，制作糖水、果酱。

槐　花

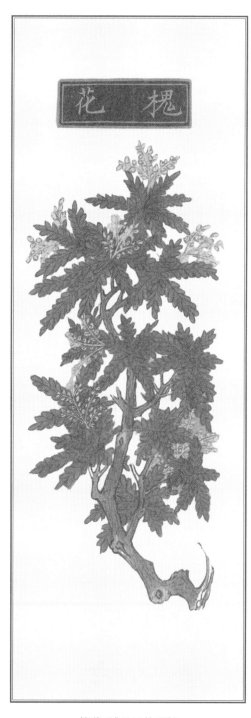

槐花（《品汇精要》）

【别　　名】槐蕊、槐米。

【来　　源】豆科植物槐 *Sophora japonica* L. 的花、花蕾。

【功效主治】凉血止血，清肝泻火。用于便血，痔血，血痢，崩漏，吐血，衄血，肝热目赤，头痛眩晕。

【传统食用】煎汤。

【现代食用】茶饮，制作点心，作为食用色素。如槐花包子、槐花饼。

槐　实

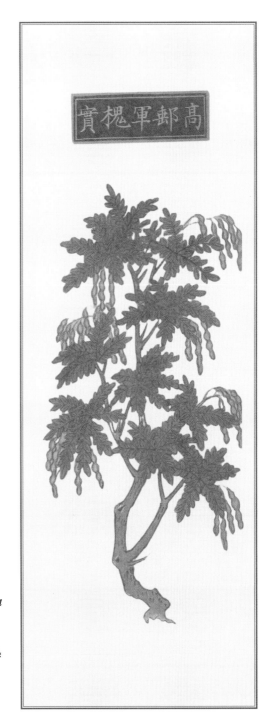

高邮军槐实（《品汇精要》）

【别　　名】槐角、槐豆、槐连灯。

【来　　源】豆科植物槐 *Sophora japonica* L. 的果实。

【功效主治】清热泻火，凉血止血。用于肠热便血，痔肿出血，眩晕目赤。

【传统食用】膏滋。

【现代食用】茶饮。如槐角茶。

黄花菜

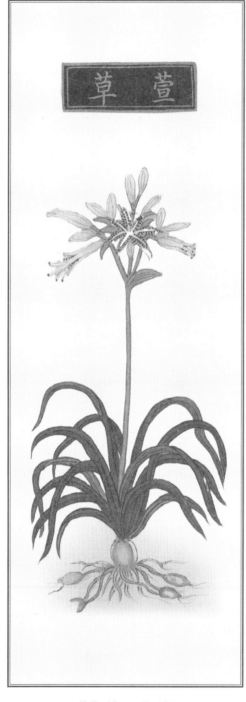

萱草（《品汇精要》）

【别　　名】萱草、忘忧、金针菜。

【来　　源】百合科植物萱草 *Hemerocallis citrina* Baroni 的花。

【功效主治】利水渗湿，清热止渴，解郁宽胸。用于小便赤涩，烦热口渴，胸闷忧郁。

【传统食用】煎汤。

【现代食用】炒食，煎汤，凉拌。

黄芥子

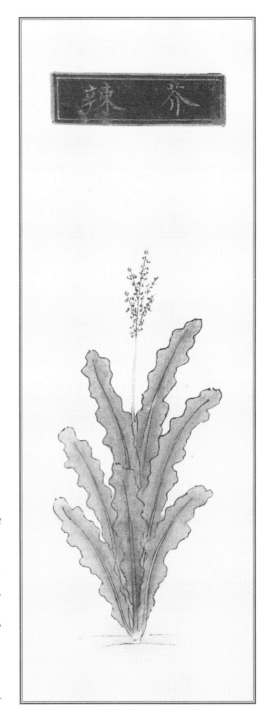

芥辣（《食物本草》）

【别　　名】芥菜子、青菜子、芥子、芥辣。

【来　　源】十字花科植物芥 *Brassica juncea*
（L.）Czern. et Coss. 的种子。

【功效主治】温肺豁痰利气，散结通络止痛。
用于寒痰咳嗽，胸胁胀痛，痰滞
经络，关节麻木、疼痛，痰湿流
注，阴疽肿毒。

【传统食用】煎汤，入丸、散。

【现代食用】作为酱料、油料。如芥末酱、芥
子油。

黄　精

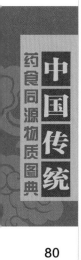

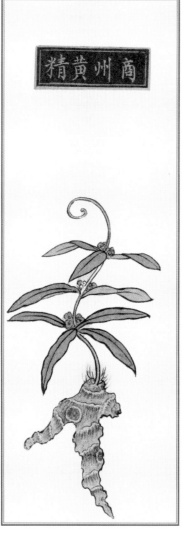

商州黄精（《品汇精要》）

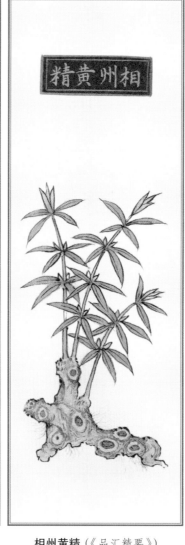

相州黄精（《品汇精要》）

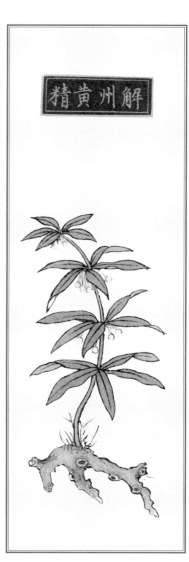

解州黄精（《品汇精要》）

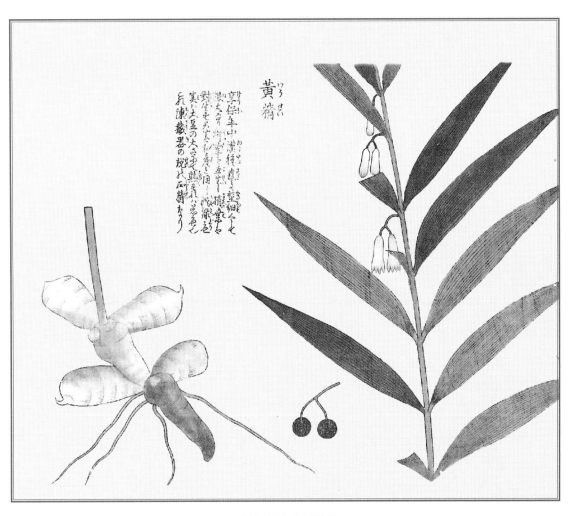

黄精（《本草图谱》）

【别　　名】兔竹、垂珠、鸡格。

【来　　源】百合科植物滇黄精 *Polygonatum kingianum* Coll. et Hemsl.、黄精 *Polygonatum sibirifum* Red. 或多花黄精 *Polygonatum cyrtonema* Hua 的根茎。

【功效主治】补气养阴，健脾，润肺，益肾。用于脾胃气虚，体倦乏力，胃阴不足，口干食少，肺虚燥咳，劳嗽咳血，精血不足，腰膝酸软，须发早白，内热消渴。

【传统食用】熬膏，泡酒，入丸、散。

【现代食用】煎汤，冰糖煎食，制作蜜饯，煮粥，茶饮。

黄 芪

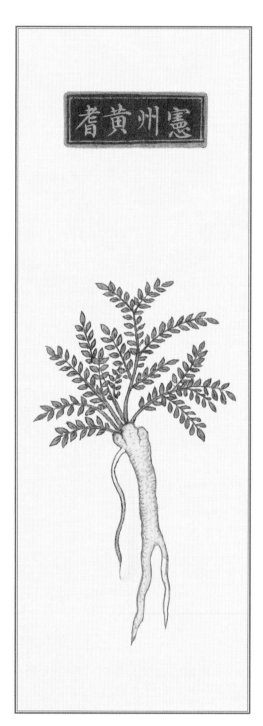

宪州黄芪（《品汇精要》）

【别　　名】黄耆、独根、口芪。

【来　　源】豆科植物蒙古黄芪 *Astragalus membranaceus*（Fisch.）Bge. var. *mongholicus*（Bge.）Hsiao 或膜荚黄芪 Astragalus *membranaceus*（Fisch.）Bge. 的根。

【功效主治】补气升阳，固表止汗，利水消肿，生津养血，行滞通痹，托毒排脓，敛疮生肌。用于气虚乏力，食少便溏，中气下陷，久泻脱肛，便血崩漏，表虚自汗，气虚水肿，内热消渴，血虚萎黄，半身不遂，痹痛麻木，痈疽难溃，久溃不敛。

【传统食用】煎汤，泡水，泡酒。

【现代食用】煎汤。如黄芪鸡汤、黄芪羊肉煲。

火麻仁

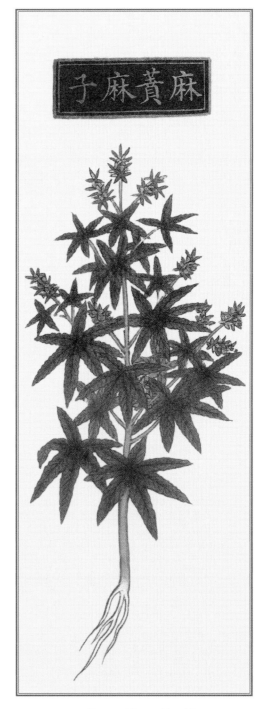

麻蕢麻子（《品汇精要》）

【别　　名】麻子仁、麻仁、大麻子。

【来　　源】桑科植物大麻 *Cannabis sativa* L. 的
　　　　　　种子。

【功效主治】润肠通便。用于血虚津亏，肠燥
　　　　　　便秘。

【传统食用】煎汤，泡酒，捣汁。

【现代食用】煎汤，煮粥，酿酒。

各

论

藿香

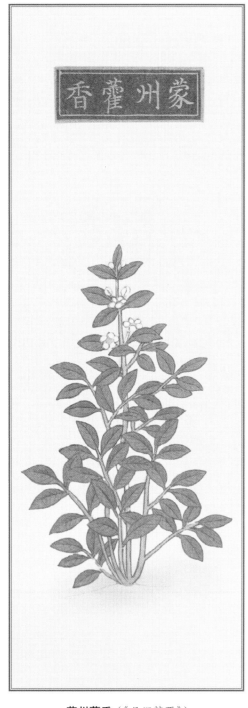

蒙州藿香（《品汇精要》）

【别　　名】土藿香、山茴香、合香。

【来　　源】唇形科植物藿香 *Agastache rugosa*（Fisch.et Mey.）O. Ktze. 的全草。

【功效主治】祛暑解表，化湿和胃。用于暑湿感冒，头昏胸闷，腹痛，腹胀，呕吐泄泻，湿疹。

【传统食用】煮粥，调味。

【现代食用】凉拌，炒食，炸食。

鸡内金

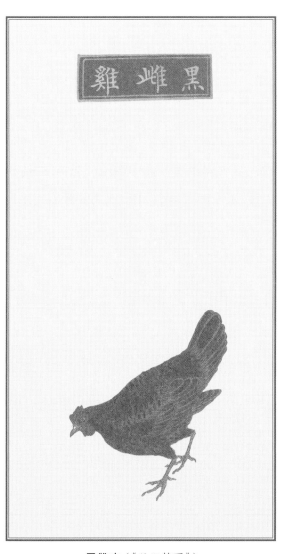

黑雌鸡（《品汇精要》）

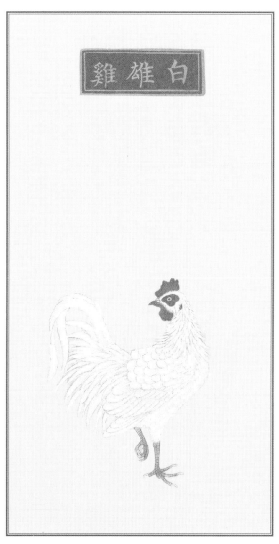

白雄鸡（《品汇精要》）

【别　　名】鸡肫胜、鸡肫皮、鸡黄皮。

【来　　源】雉科动物家鸡 *Gallus gallus domesticus* Brisson 的沙囊内壁。

【功效主治】健胃消食，涩精止遗，通淋化石。用于食积不消，呕吐泻痢，小儿疳积，遗尿，遗精，石淋涩痛，胆胀胁痛。

【传统食用】煎汤，入丸、散，煮粥。

【现代食用】煮粥。

姜　黄

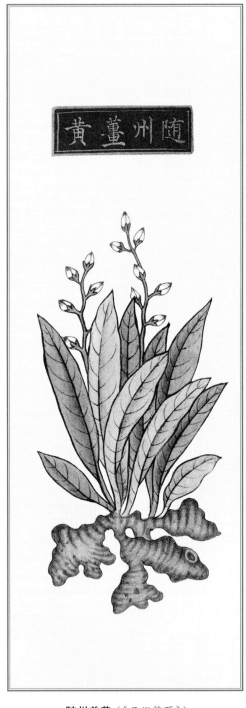

随州姜黄（《品汇精要》）

【别　　名】宝鼎香、黄姜。

【来　　源】姜科植物姜黄 *Curcuma longa* L. 的根茎。

【功效主治】破血行气，痛经止痛。用于胸胁刺痛，胸痹心痛，痛经经闭，癥瘕，风湿肩臂疼痛，跌扑肿痛。

【传统食用】煎服，调味。

【现代食用】煎饼，制作冷饮、甜品。

芥　菜

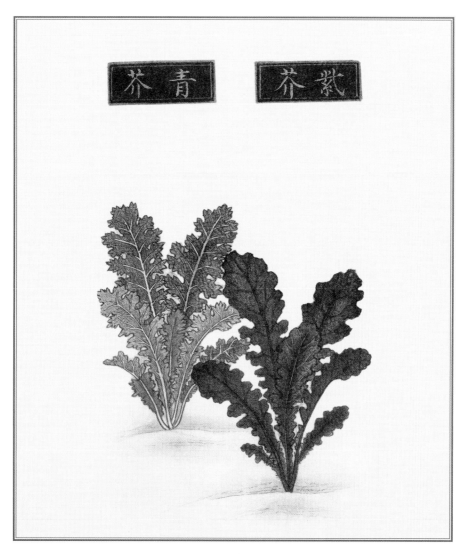

紫芥、青芥（《品汇精要》）

【别　　名】芥、大芥、盖菜。

【来　　源】十字花科植物芥菜 *Brassica juncea*（L.）Czern. et Coss. 的茎叶。

【功效主治】利肺豁痰，消肿散结。用于寒饮咳嗽，痰滞气逆，胸膈满闷，石淋，牙龈肿烂，乳痈，痔肿，冻疮，漆疮。

【传统食用】咸菜。

【现代食用】咸菜，凉拌。

金银花

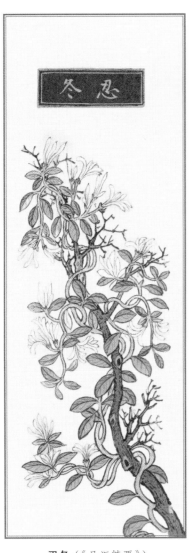

忍冬（《品汇精要》）

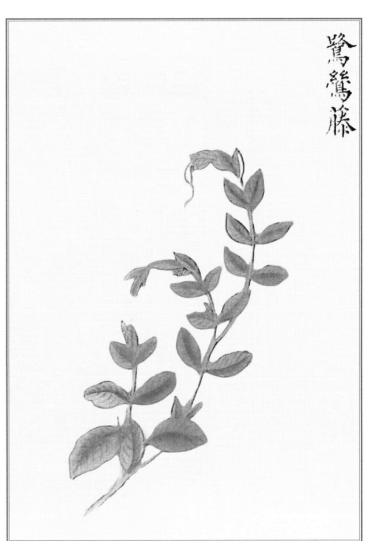

鹭鸶藤（《履巉岩》）

【别　　名】忍冬花、双苞花、鹭鸶藤。

【来　　源】忍冬科植物忍冬 *Lonicera japonica* Thunb. 的花蕾。

【功效主治】清热解毒，疏散风热。用于痈肿疔毒，喉痹，丹毒，热毒血痢，风热感冒，温病发热。

【传统食用】茶饮，炒食。

【现代食用】茶饮。

中国传统
药食同源物质图典

金樱子

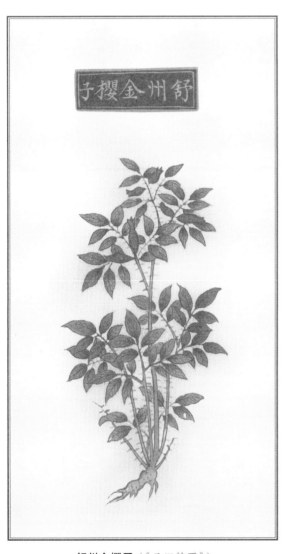

舒州金樱子（《品汇精要》）

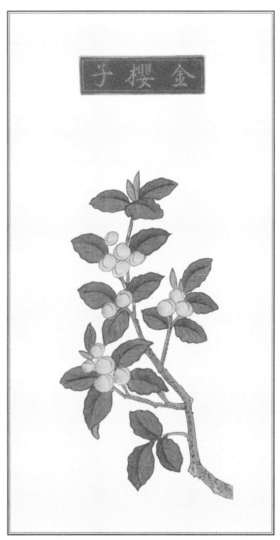

金樱子（《食物本草》）

【别　　名】山石榴、山硫黄。

【来　　源】蔷薇科植物金樱子 *Rosa laevigata* Michx. 的果实。

【功效主治】固精缩尿，固崩止带，涩肠止泻。用于遗精滑精，遗尿，尿频，崩漏带下，久泄久痢。

【传统食用】生食，炖食。

【现代食用】煮粥，煎汤，泡酒。如金樱子粥、金樱子杜仲煲猪尾。

桔　梗

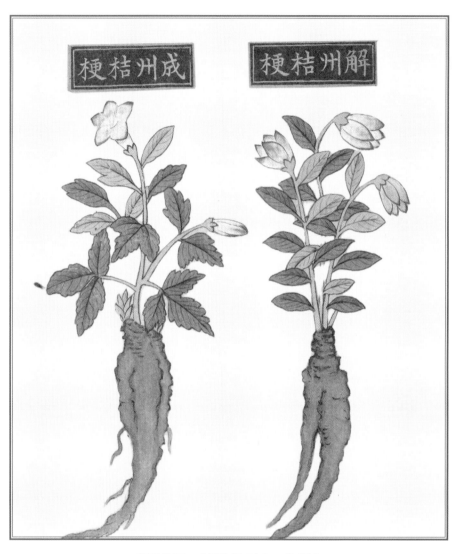

解州桔梗、成州桔梗（《品汇精要》）

【别　　名】白药、梗草。

【来　　源】桔梗科植物桔梗 *Platycodon grandiflorum*（Tacq.）A. DC. 的根。

【功效主治】宣肺，利咽，祛痰，排脓。用于咳嗽痰多，胸闷不畅，咽痛音哑，肺痈吐脓。

【传统食用】煎汤，制作果脯，炒食。

【现代食用】炒食，茶饮，制作泡菜。如桔梗茶饮、拌桔梗。

菊　花

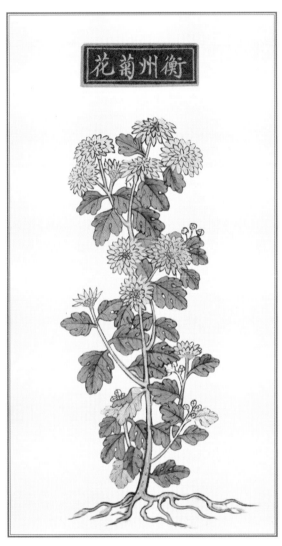

衡州菊花（《品汇精要》）

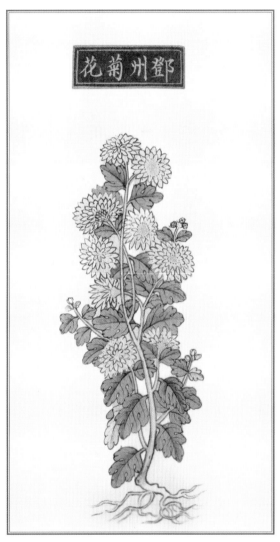

邓州菊花（《品汇精要》）

【别　　名】甘菊、贡菊、杭菊。

【来　　源】菊科植物菊 *Chrysanthemum morifolium* Ramat. 的头状花序。

【功效主治】散风清热，平肝明目，清热解毒。用于风热感冒，头痛眩晕，目赤肿痛，眼目昏花，疮痈肿毒。

【传统食用】煎汤，泡水，茶饮。

【现代食用】制作点心，煮粥，茶饮。如菊花糕、菊花羹。

菊苣

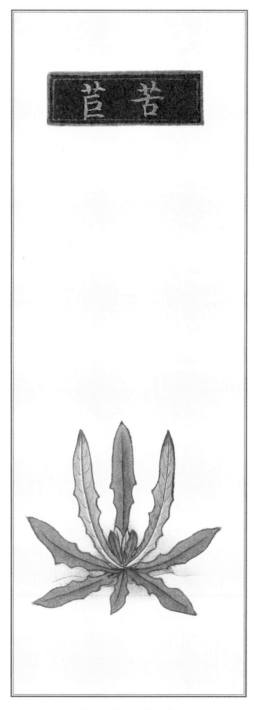

苣苦

苦苣（《品汇精要》）

【别　　名】蓝菊、苦苣。

【来　　源】菊科植物毛菊苣 *Cichorium glandulosum* Boiss. et Huet 或菊苣 *Cichorium intybus* L. 的地上部分或根。

【功效主治】清肝利胆，健胃消食，利尿消肿。用于湿热黄疸，胃痛食少，水肿尿少。

【传统食用】煎汤，捣汁饮。

【现代食用】茶饮，咖啡代饮品。

决明子

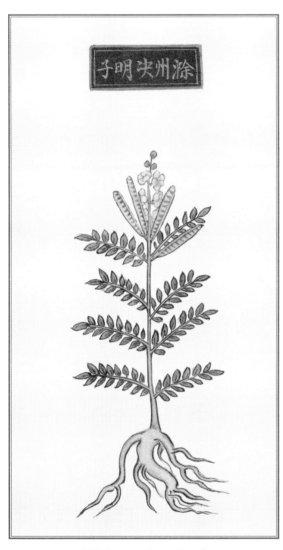

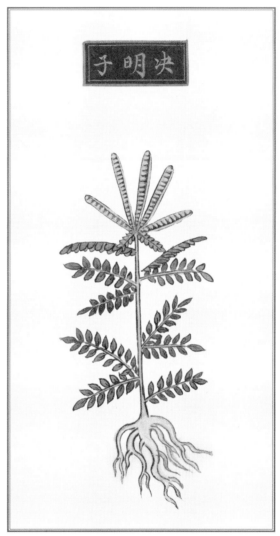

滁州决明子（《品汇精要》）　　　　　　决明子（《品汇精要》）

【别　　　名】草决明、羊明、马蹄决明。

【来　　　源】豆科植物决明 *Cassia obtusefolia* L. 或小决明 *Cassia tora* L. 的种子。

【功效主治】清热明目，润肠通便。用于目赤涩痛，羞明多泪，头痛眩晕，目暗不明，大便秘结。

【传统食用】煎汤，煮粥，茶饮。

【现代食用】茶饮。如决明茶。

苦　菜

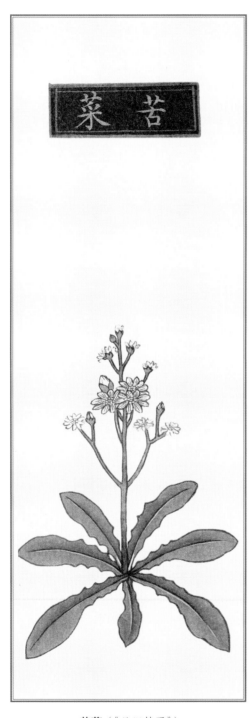

苦菜（《品汇精要》）

【别　　名】荼草、苦荬、天香菜。

【来　　源】菊科植物苦苣菜 Sonchus oleraceus L. 的全草。

【功效主治】清热解毒，利水消肿。用于湿热黄疸，肾炎，水肿，食欲不振等。

【传统食用】与猪肉、猪肝炖服。

【现代食用】煮粥，炒食。如苦菜粥、苦菜炒肉。

苦 瓜

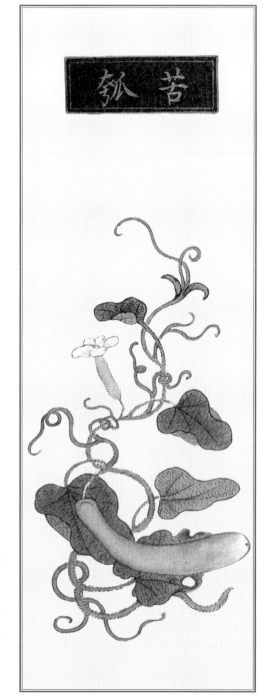

苦㼐（《品汇精要》）

【别　　名】凉瓜、癞瓜。

【来　　源】葫芦科植物苦瓜 *Momordica charantia* L. 的果实。

【功效主治】清暑涤热，明目，解毒。用于暑热烦渴，消渴，赤眼疼痛，痢疾，疮痈肿毒。

【传统食用】煎汁服。

【现代食用】炒食，凉拌，泡水，榨汁。

莱 菔

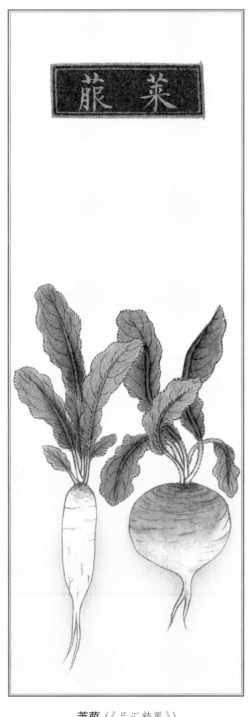

莱菔（《品汇精要》）

【别　　名】萝卜。

【来　　源】十字花科植物萝卜 *Raphanus sativus* L. 的根。

【功效主治】消食除胀，降气化痰。用于饮食停滞，呃逆，脘腹胀痛，大便秘结，积滞泻痢，痰壅喘咳。

【传统食用】生食，茶饮。

【现代食用】生食，凉拌，制成泡菜。

梨

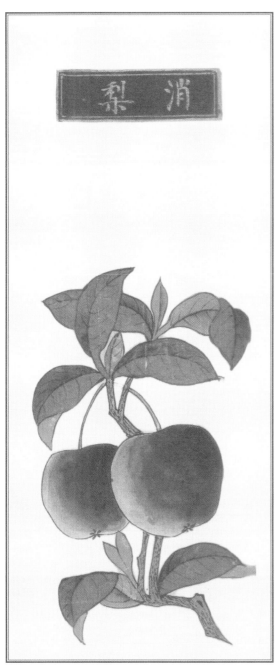

消梨(《食物本草》)

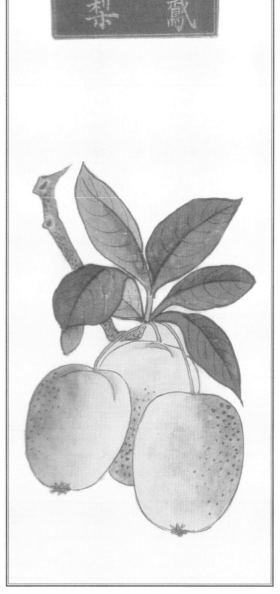

鹅梨(《食物本草》)

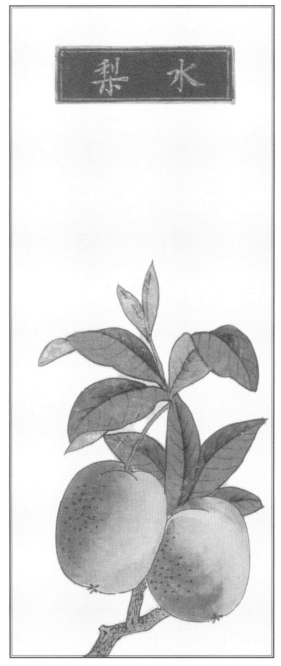

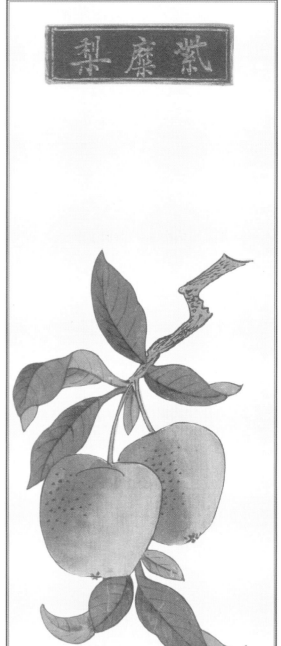

水梨（《食物本草》）　　　　　　　紫糜梨（《食物本草》）

【别　　名】快果、果宗、玉乳。

【来　　源】蔷薇科植物白梨 *Pyrus bretschneideri* Rehd.、沙梨 *Pyrus pyrifolia*（Burm. f.）Nakai、秋子梨 *Pyrus ussuriensis* Maxim. 等的果实。

【功效主治】清肺化痰，生津止渴。用于肺燥咳嗽，热病烦燥，津少口干，消渴。

【传统食用】煮粥，熬膏。如梨膏。

【现代食用】生食，榨汁，制作糖水，熬膏。如冰糖梨水。

李核仁

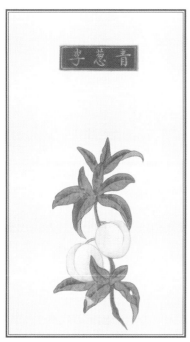

青葱李（《食物本草》）

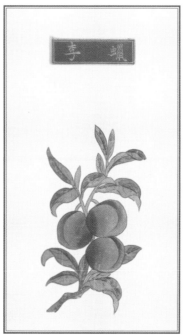

蜡李（《食物本草》）

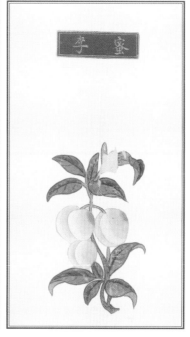

蜜李（《食物本草》）

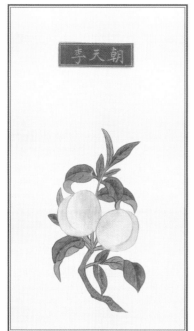

朝天李（《食物本草》）

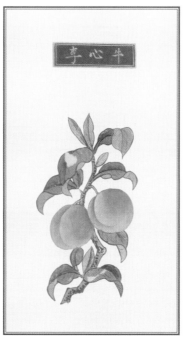

牛心李（《食物本草》）

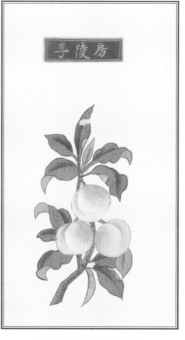

房陵李（《食物本草》）

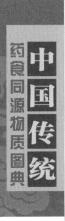

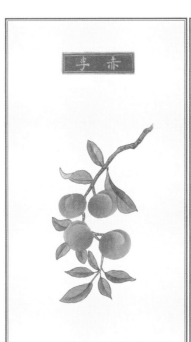

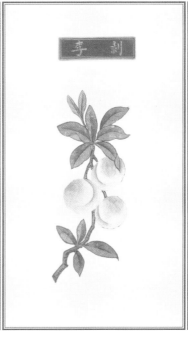

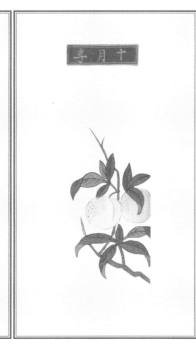

赤李（《食物本草》）　　　　　剥李（《食物本草》）　　　　　十月李（《食物本草》）

【别　　名】嘉庆子、山李子、嘉应子。

【来　　源】蔷薇科植物李 *Prunus salicina* Lindl 的果实和种子。

【功效主治】果实清热，生津，调中，消积，主治虚劳骨蒸，消渴，食积。种仁利小肠，
　　　　　　下水气，除肿满，用于小腹肿满，骨痛肉伤。

【传统食用】生吃，作饼。

【现代食用】干果，制作果酱、果粉，泡酒。

荔 枝

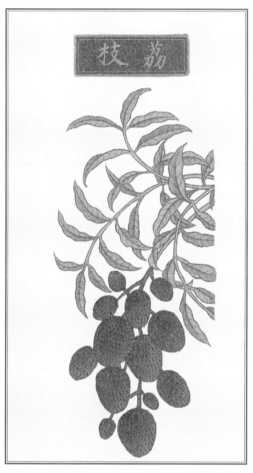
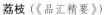

荔枝（《品汇精要》）

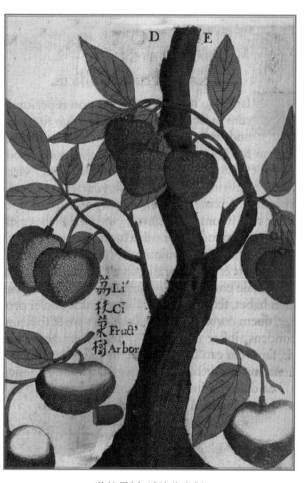

荔枝果树（《植物志》）

【别　　名】丹荔、火山荔、丽枝。

【来　　源】无患子科植物荔枝 *Litchi chinensis* Sonn. 的假种皮。

【功效主治】养血健脾，行气消肿。主治病后体虚，津伤口渴，脾虚泄泻，呃逆，食少，瘰疬，疔肿，外伤出血。

【传统食用】生食，煮粥。

【现代食用】生食，炒食，制作果酱、甜品。

栗　子

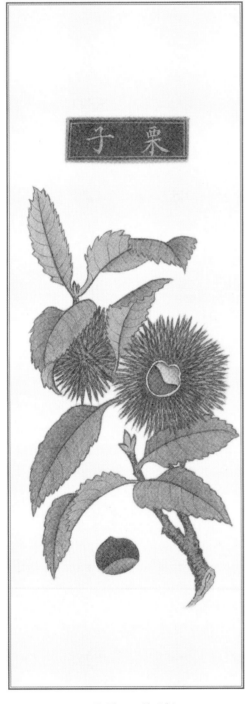

栗子（《品汇精要》）

【别　　名】板栗、栗果、毛栗。

【来　　源】壳斗科植物栗 *Castanea mollissima* Bl. 的种仁。

【功效主治】养胃健脾，补肾强筋，活血止血。用于反胃、肾虚脚弱，瘰疬，肿毒，疮毒。

【传统食用】生食，泡酒，炖食。

【现代食用】炒食，制作糕点，炖煮。如糖炒栗子、桂花栗子羹。

连　翘

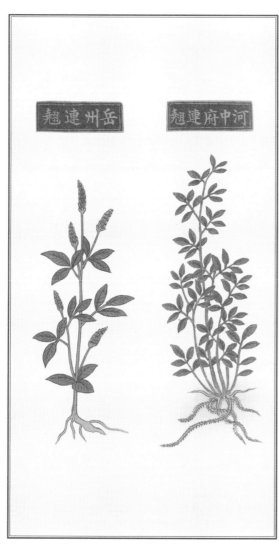

河中府连翘、岳州连翘（《品汇精要》）

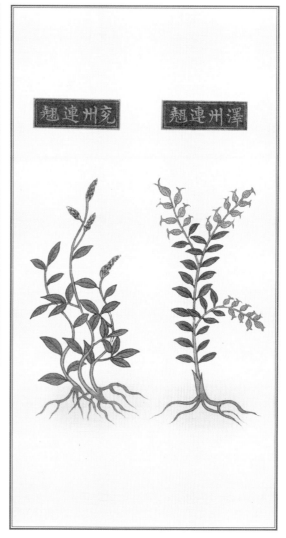

泽州连翘、兖州连翘（《品汇精要》）

【别　　名】连壳、青翘。

【来　　源】木犀科植物连翘 *Forsythia suspensa*（Thunb.）Vahl 的果实。

【功效主治】清热解毒，消肿散结，疏散风热。用于痈疽，瘰疬，乳痈，丹毒，风热感冒，温病初起，温热入营，高热烦渴，神昏发斑，热淋涩痛。

【传统食用】煎汤，如连翘萝卜汤、连翘黑豆汤。

【现代食用】煎汤，作羹，茶饮，如连翘豌豆糊、连翘茶。

莲子（附：荷叶、藕）

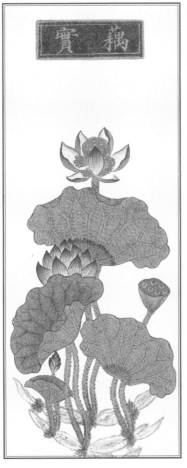

藕实（《品汇精要》）

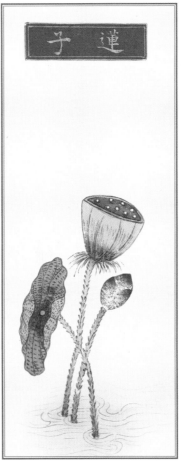

莲子（《食物本草》）

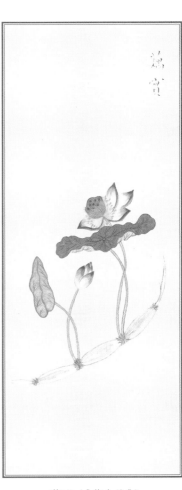

藕实（《草木状》）

【别　　名】藕实、莲实、莲蓬子。

【来　　源】睡莲科植物莲 *Nelumbo nucifera* Gaertn. 的种子。

【功效主治】补脾止泻，止带，益肾涩精，养心安神。用于脾虚泄泻，带下，遗精，心悸失眠。

【传统食用】煎汤，入丸、散，煮粥，生食。

【现代食用】制作甜品、糕点、糖水，炖汤。

附：荷叶

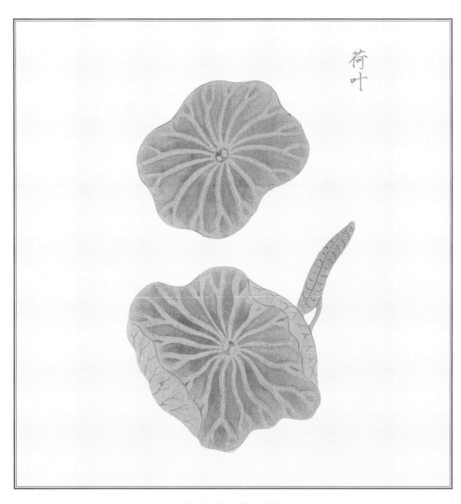

荷叶（《本草图谱》）

【别　　名】莲叶。

【来　　源】睡莲科植物莲 *Nelumbo nucifera* Gaertn. 的叶。

【功效主治】清暑化湿，升发清阳，凉血止血。用于暑热烦渴，暑湿泄泻，血热吐衄，便血崩漏。

【传统食用】茶饮。如荷叶茶、薏苡仁荷叶茶。

【现代食用】荷叶撕碎或煮后去渣留汁做饭、粥，用温水泡软洗净后可将食材包裹于内，放入蒸炉中蒸熟食用。如荷叶饭、荷叶粳米粥、荷叶蒸鸡、荷叶粉蒸肉。或用开水浸泡制成保健茶，如荷叶减肥茶。

附：藕

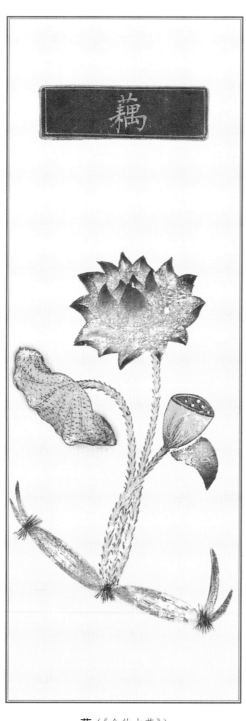

藕（《食物本草》）

【别　　名】莲藕、藕节、湖藕。

【来　　源】睡莲科植物莲 *Nelumbo nucifera* Gaerth. 的根茎。

【功效主治】清热生津，凉血止血，散瘀。用于热病烦渴，痰咳，哮喘，吐衄，下血。

【传统食用】生食，烹食，捣汁饮，磨粉，煮粥。

【现代食用】生食，捣汁饮，煎汤，煮粥，以及加工各种食品。如莲藕面条、莲藕豆丝、莲藕罐头。

灵 芝

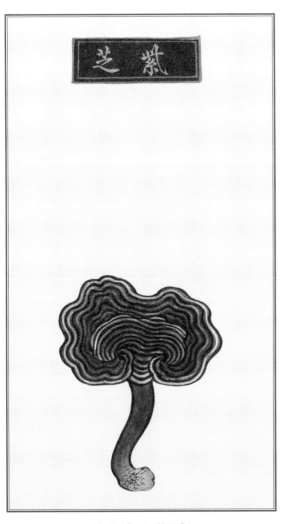

紫芝（《品汇精要》）

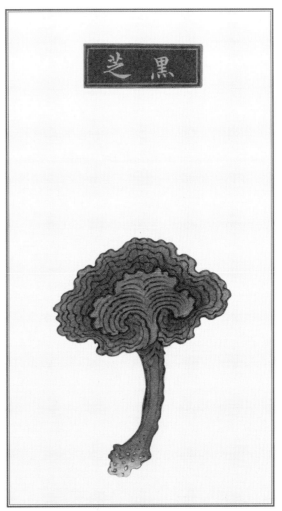

黑芝（《品汇精要》）

【别　　名】芝、灵芝草、菌灵芝。

【来　　源】多孔菌科真菌赤芝 *Ganoderma lucidum*（Leyss. ex Fr.）Karst. 或紫芝
Ganoderma sinense Zhao，Xu et Zhang 的子实体。

【功效主治】补气安神，止咳平喘。用于心神不宁，失眠心悸，肺虚咳喘，虚劳短气，不
思饮食。

【传统食用】煎汤，泡水，炖食。

【现代食用】煎水，泡酒，煮粥。

龙　眼

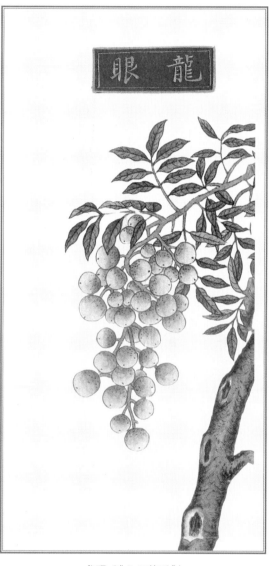

龙眼（《品汇精要》）

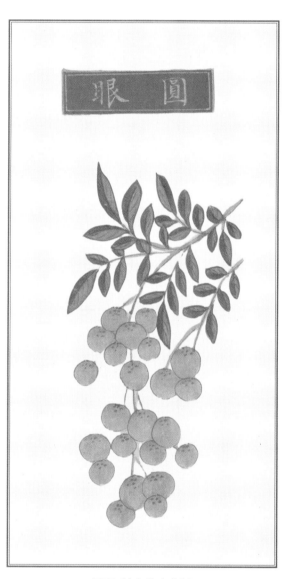

圆眼（《食物本草》）

【别　　　名】益智、比目、桂圆、圆眼。

【来　　　源】无患子科植物龙眼 *Dimocarpus longan* Lour. 的假种皮。

【功效主治】补益心脾，养血安神。用于气血不足，心悸怔忡，健忘失眠，血虚萎黄。

【传统食用】煎汤，生食，煮粥。

【现代食用】煎汤，泡酒，制膏，制酱。

芦 根

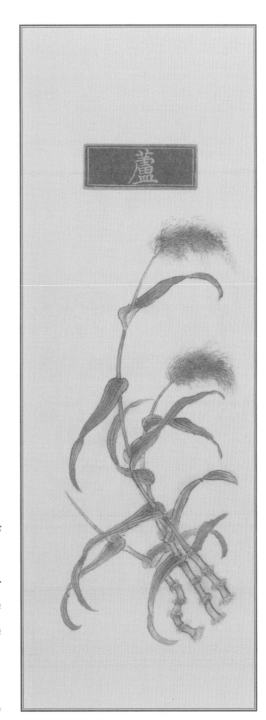

芦（《品汇精要》）

【别　　名】芦茅根、苇根、芦头。

【来　　源】禾本科植物芦苇 *Phragmites communis* Trin. 的根茎。

【功效主治】清热泻火，生津止渴，除烦，止呕，利尿。用于热病烦渴，胃热呕吐，肺热咳嗽，肺痈吐脓，热淋涩痛。

【传统食用】煎汤，捣汁。

【现代食用】泡水，煮粥，煎汤，制作甜品。如芦根饮子、芦根青皮粳米粥。

马槟榔

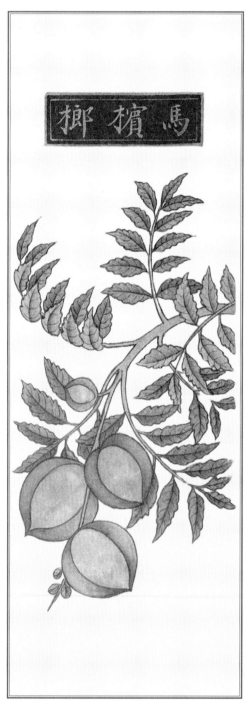

马槟榔（《品汇精要》）

【别　　名】马金南、紫槟榔、水槟榔。

【来　　源】白花菜科植物马槟榔 *Capparis masaikai* Levl. 的种子。

【功效主治】清热解毒，祛咳止痰，生津止渴，散瘀止血。用于感冒发热，痰热咳嗽，泻痢腹痛，咽喉肿痛，瘰疬，疮肿，跌打损伤。

【传统食用】生食，煎水。

【现代食用】生食，煎作饼。

马齿苋

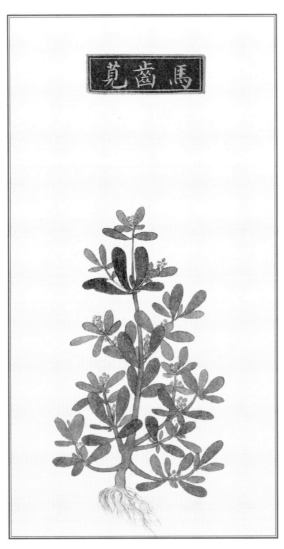

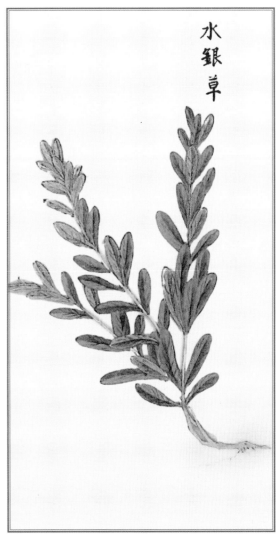

马齿苋（《品汇精要》）

水银草（《履巉岩》）

【别　　名】马齿草、马齿菜、五行草、水银草。

【来　　源】马齿苋科植物马齿苋 *Portulaca oleracea* L. 的地上部分。

【功效主治】清热解毒，凉血止血，止痢。用于热毒血痢，痈肿疔疮，湿疹，丹毒，蛇虫咬伤，便血，痔血，崩漏下血。

【传统食用】煎汤，生食，醋腌。

【现代食用】凉拌，炒食，制作馅料，煮粥，煎汤。

麦门冬

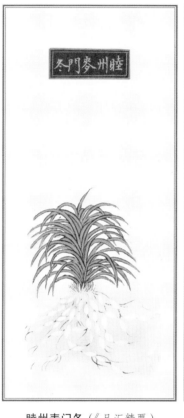

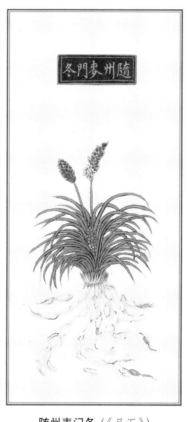

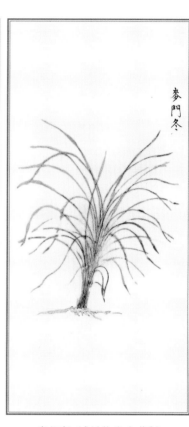

睦州麦门冬（《品汇精要》）　　　随州麦门冬（《品汇》）　　　麦门冬（《履巉岩本草》）

【别　　　名】麦门冬。

【来　　　源】百合科植物麦冬 *Ophiopogon japonicus*（L.f）Ker-Gawl. 的干燥块根。

【传统药用】养阴生津，润肺清心。用于肺燥干咳，阴虚痨嗽，喉痹咽痛，津伤口渴，内热消渴，心烦失眠，肠燥便秘。

【传统食用】茶饮。

【现代食用】茶饮，煲汤，泡酒。

麦　芽

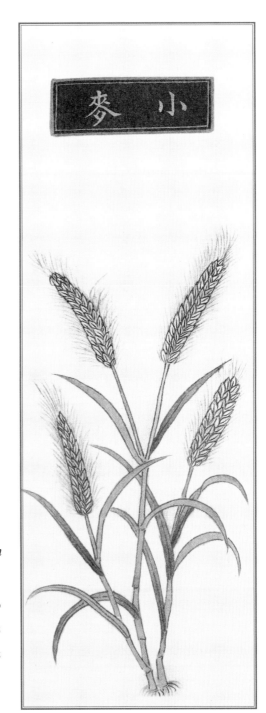

小麦（《品汇精要》）

【别　　名】麦蘖、大麦毛、大麦芽。

【来　　源】禾本科植物小麦 *Triticum aestivum* L. 的果实经发芽干燥而得。

【功效主治】行气消食，健脾开胃，退乳消胀。生麦芽用于脾虚食少，乳汁郁积；炒麦芽用于食积不消，妇女断乳；焦麦芽用于食积不消，脘腹胀痛。

【传统食用】煎汤。

【现代食用】茶饮。

芒 果

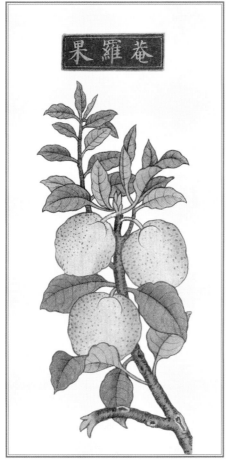

菴罗果（《品汇精要》）

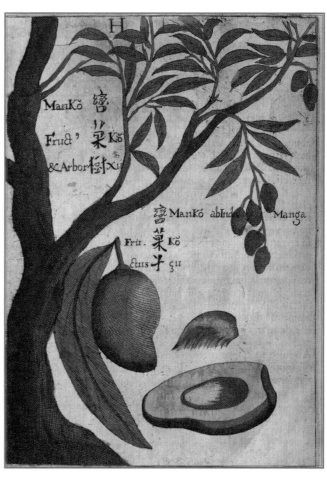

蛮果树、蛮果子（《植物志》）

【别　　名】莽果、望果、蜜望子、菴罗果、蛮果子。

【来　　源】漆树科植物杧果 *Mangifera indica* L. 的果实。

【功效主治】健胃消食，化痰行气。用于饮食积滞，食欲不振，咳嗽，疝气。

【传统食用】生食。

【现代食用】生食、榨汁，制作甜品。

猕猴桃

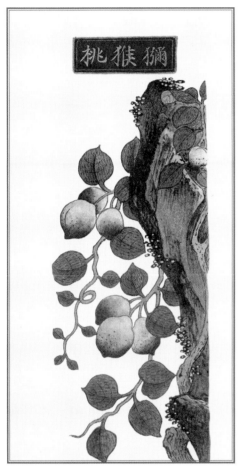

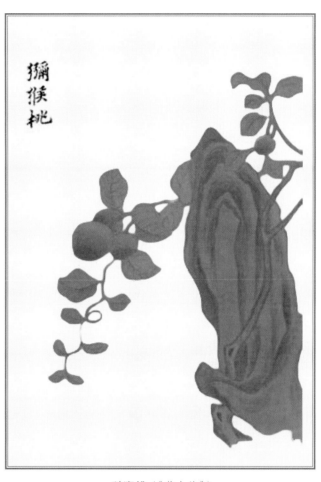

猕猴桃（《品汇精要》）　　　　　　　　猕猴桃（《草木状》）

【别　　名】鬼桃、藤梨、奇异果。

【来　　源】猕猴桃科植物猕猴桃 *Actinidia chinensis* Planch. 栽培变种的果实。

【功效主治】生津解热，止渴利尿。用于消渴病，石淋。

【传统食用】煎汤，鲜食，捣汁。

【现代食用】制作果酱、果汁、果脯、果干、果酒、罐头。

魔　芋

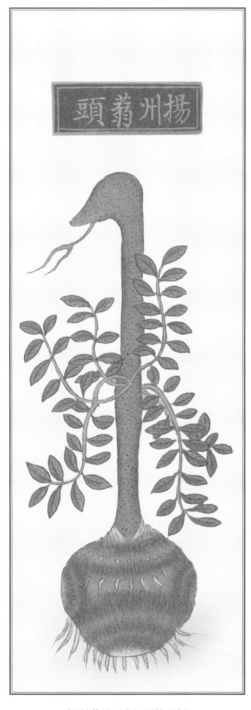

扬州蒻头（《品汇精要》）

【别　　名】蒟蒻、蒻头、鬼芋。

【来　　源】天南星科植物魔芋 *Amorphophallus rivieri* Durieu 的块茎。

【功效主治】消肿，解毒。用于痈肿，风毒，消渴。

【传统食用】煎汤。

【现代食用】面食，制作甜点。如魔芋饼、蒟蒻凉面、蒟蒻甜点。

木 瓜

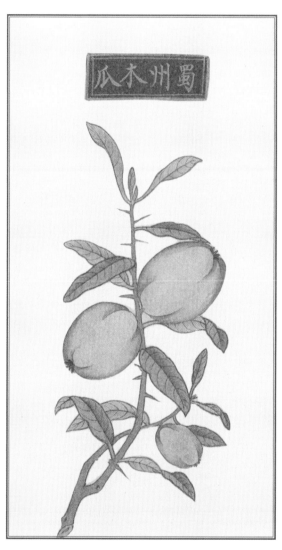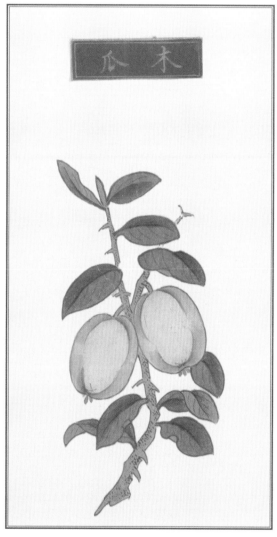

蜀州木瓜(《品汇精要》)　　　　　　木瓜(《食物本草》)

【别　　　名】铁脚梨、宣木瓜、皱皮木瓜。

【来　　　源】蔷薇科植物贴梗海棠 *Chenomeles speciosa*（Sweet）Nakai 的果实。

【功效主治】舒筋活络，和胃化湿。用于湿痹拘挛，腰膝关节酸重疼痛，暑湿吐泻，转筋
　　　　　　挛痛，脚气水肿。

【传统食用】煎汤，入丸、散，熬膏，泡酒。

【现代食用】煎汤，制作饮品。如红枣木瓜猪肝汤。

辛 夷

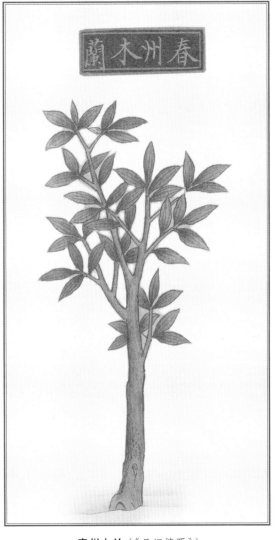

春州木兰（《品汇精要》）

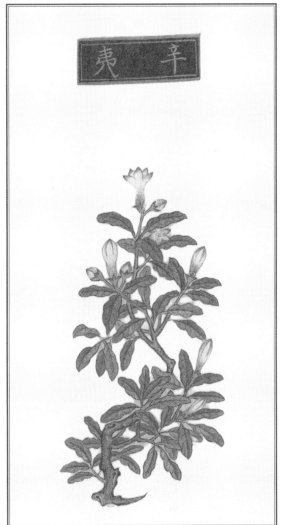

辛夷（《品汇精要》）

【别　　名】迎春、木莲、黄心、木兰。

【来　　源】木兰科植物木兰 *Magnolia liliflora* Desr.、玉兰 *Magnolia denudata* Desr. 的花
蕾和花。

【功效主治】散风寒，通鼻窍。用于风寒头痛，鼻塞流涕，鼻渊。

【传统食用】生食，茶饮。

【现代食用】凉拌，制作面食。如凉拌木兰芽、木兰芽酱肉包。

南　烛

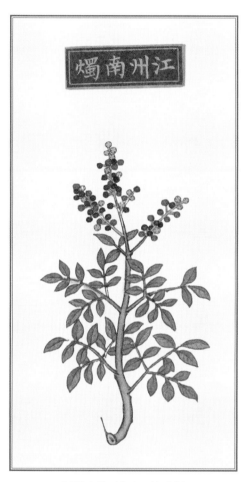

江州南烛（《品汇精要》）

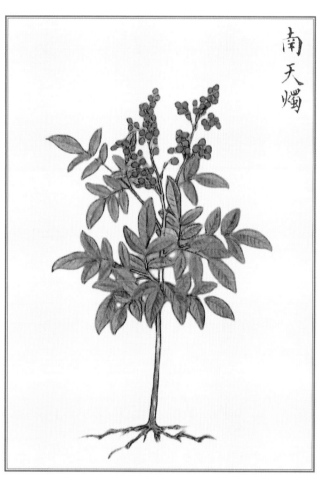

南天烛（《履巉岩》）

【别　　名】乌草、南烛、乌饭树。

【来　　源】杜鹃花科南烛属植物乌饭树 *Vaccinium bracteatum* Thunb. 的茎、叶及果实。

【功效主治】强筋益气，固精止泄，健脾益肾，安神止咳。用于腰膝酸软，遗精，久咳。

【传统食用】捣汁，渍米炊饭。

【现代食用】制作饮品、软糖、果酱、果酒。

南 藤

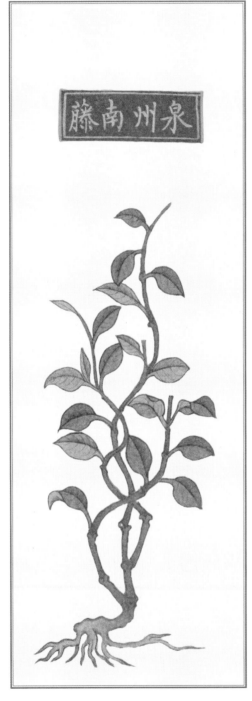

泉州南藤（《品汇精要》）

【别　　名】石南藤、搜山虎、风藤。

【来　　源】胡椒科植物石南藤 *Piper wallichii*（Miq.）Hand. –Mazz. 的带叶茎藤。

【功效主治】补肾壮阳，止咳平喘，活血止痛。用于风寒湿痹，关节疼痛，腰膝酸痛，阳痿，咳嗽气喘，痛经，跌打肿痛。

【传统食用】药酒。

【现代食用】药酒。如南藤酒。

牛 蒡

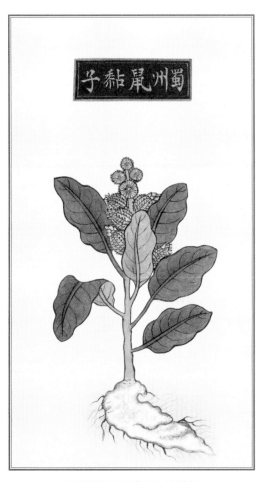

蜀州鼠黏子（《品汇精要》）

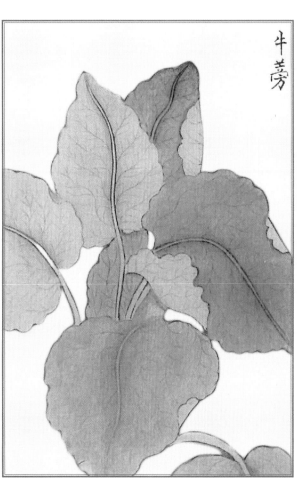

牛蒡（《履巉岩》）

【别　　名】大力、东洋参、东洋牛鞭菜、鼠黏子。

【来　　源】菊科植物牛蒡 *Arctium lappa* L. 的根。

【功效主治】清热解毒，疏风利咽，消肿。用于风热感冒，咳嗽，咽喉痛，疮疖肿毒，湿疹，脚癣。

【传统食用】煎汤。

【现代食用】凉拌，茶饮，制作糕点、果脯、酱菜。如牛蒡茶、牛蒡咸菜。

枇杷叶

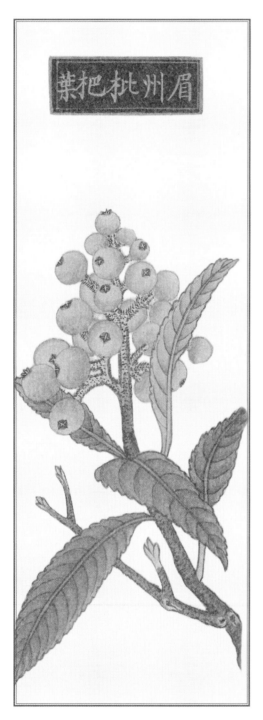

眉州枇杷叶（《品汇精要》）

【别　　名】杷叶、卢橘叶。

【来　　源】蔷薇科植物枇杷 *Eriobotrya japonica*（Thunb.）Lindl. 的叶。

【功效主治】清肺止咳，降逆止呕。用于肺热咳嗽，气逆喘急，胃热呕逆，烦热口渴。

【传统食用】煎汤。

【现代食用】煮粥。如枇杷叶粥、枇杷叶菊花粥。

中国传统
药食同源物质图典

葡 萄

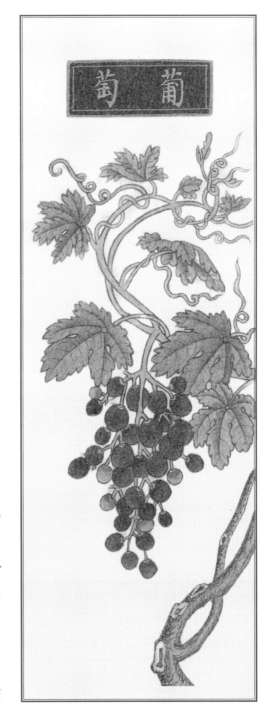

葡萄（《品汇精要》）

【别　　名】草龙珠、琐琐葡萄、菩提子。

【来　　源】葡萄科植物葡萄 *Vitis vinifera* L. 的果实。

【功效主治】补气血，强筋骨，利小便。用于气血虚弱，肺虚咳嗽，心悸盗汗，烦渴，风湿痹痛，淋病，水肿，痘疹不透。

【传统食用】煎汤，捣汁，熬膏，酿酒。

【现代食用】生食，制作甜点，酿酒。如葡萄干。

蒲公英

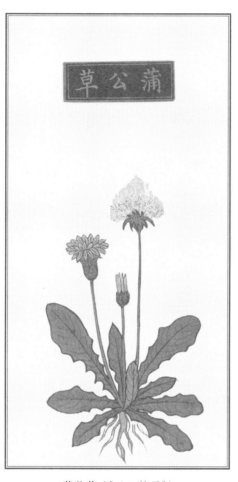

蒲公草（《品汇精要》）

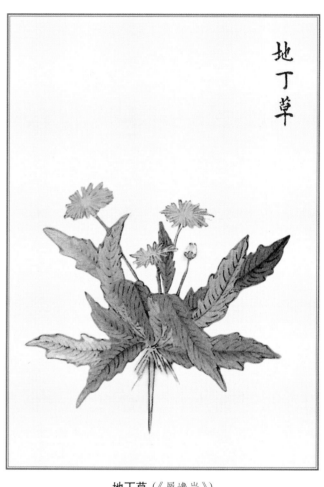

地丁草（《履巉岩》）

【别　　名】黄花苗、婆婆丁、地丁草。

【来　　源】菊科植物蒲公英 *Taraxacum mongolicum* Hand. –Mazz. 的全草。

【功效主治】清热解毒，消肿散结，利尿通淋。用于疔疮肿毒，乳痈，瘰疬，目赤，咽痛，肺痈，肠痈，湿热黄疸，热淋涩痛。

【传统食用】煎汤。

【现代食用】茶饮，凉拌，制作馅料，煎饼，腌制。

芡　实

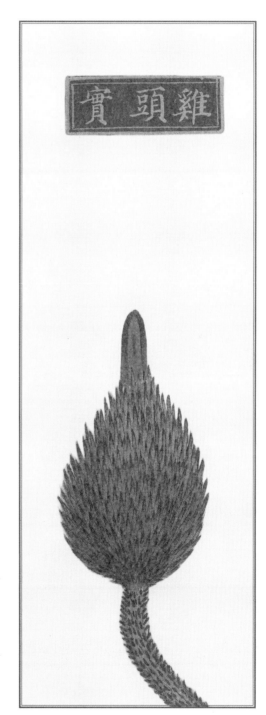

鸡头实（《品汇精要》）

【别　　名】卵菱、鸡头实、雁喙实。

【来　　源】睡莲科植物芡 *Euryale ferox* Salisb. 的种仁。

【功效主治】益肾固精，补脾止泻，除湿止带。用于遗精滑精，遗尿尿频，脾虚久泻，白浊，带下。

【传统食用】炒制，煮饭。

【现代食用】煎汤，煮粥，煮饭，茶饮。

茄　子

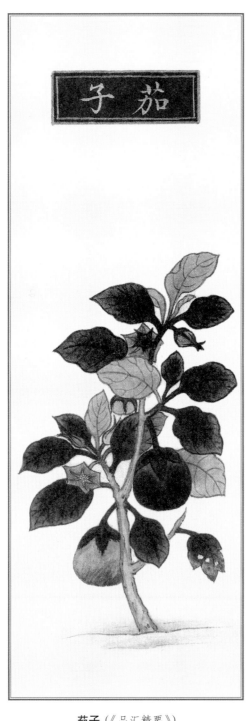

茄子（《品汇精要》）

【别　　名】落苏、表水茄、紫茄。

【来　　源】茄科植物茄 *Solanum melongena* L.的果实。

【功效主治】清热，活血，消肿。用于肠风下血，热毒疮痈，皮肤溃疡。

【传统食用】炒食。

【现代食用】凉拌，炒食。

人　参

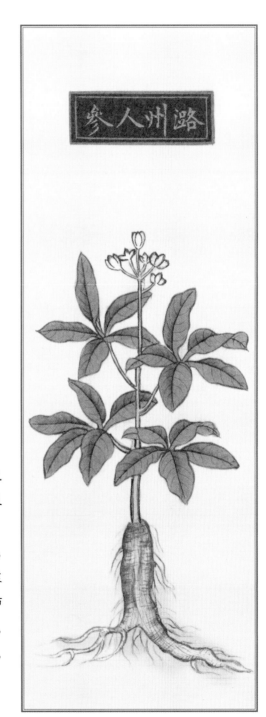

【别　　名】黄参、玉精。

【来　　源】五加科植物人参 *Panax ginseng* C. A. Mey. 的根和根茎。限于栽培五年以内的"园参"。

【功效主治】大补元气，复脉固脱，补脾益肺，生津养血，安神益智。用于体虚欲脱，肢冷脉微，脾虚食少，肺虚喘咳，津伤口渴，内热消渴，气血亏虚，久病虚羸，惊悸失眠，阳痿宫冷。

【传统食用】煎汤。

【现代食用】药酒，制作糖果、饮品。

潞州人参（《品汇精要》）

肉豆蔻

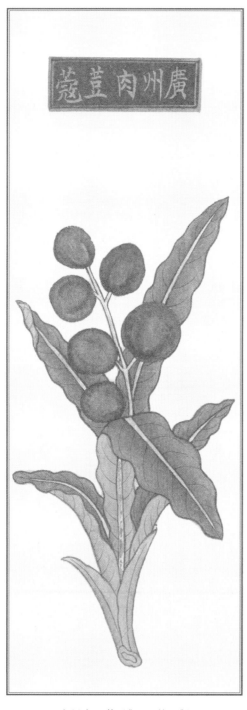

广州肉豆蔻（《品汇精要》）

【别　　名】豆蔻、肉果、玉果。

【来　　源】肉豆蔻科植物肉豆蔻 *Myristica fragrans* Houtt. 的种子。

【功效主治】温中行气，涩肠止泻。用于脾胃虚寒，久泻不止，脘腹胀痛，食少呕吐。

【传统食用】煎汤，煮粥，作为调味料，入丸、散，研末冲服。

【现代食用】煮粥，制作甜点，作为调味料。如豆蔻饼。

肉苁蓉

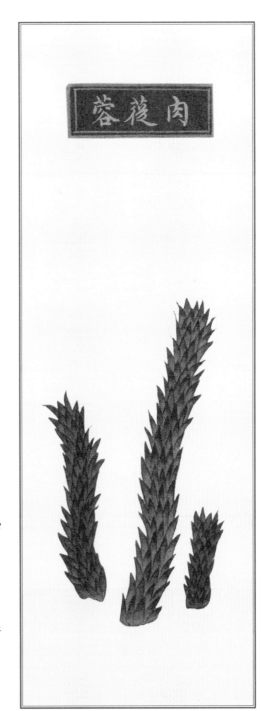

肉苁蓉（《品汇精要》）

【别　　名】肉松蓉、黑司令、地精。

【来　　源】列当科植物肉苁蓉 *Cistanche deserticola* Y. C. Ma 肉质茎。

【功效主治】补肾阳，益精血，润肠通便。用于肾阳不足，精血亏虚，阳痿不孕，腰膝酸软，筋骨无力，肠燥便秘。

【传统食用】生食，与肉作羹。

【现代食用】煮粥，炖肉，茶饮，药酒。如肉苁蓉酒、肉苁蓉羊肉汤。

肉 桂

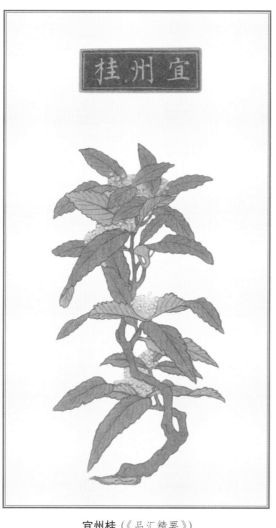

宜州桂（《品汇精要》）

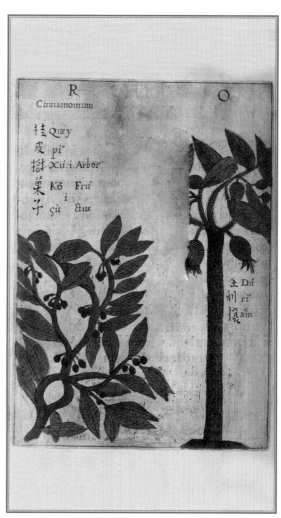

桂皮树果子（《植物志》）

【别　　名】桂皮、大桂、筒桂。

【来　　源】樟科植物肉桂 *Cinnamomum cassia* Presl 的干皮及枝皮。

【功效主治】补火助阳，引火归原，散寒止痛，温通经脉。用于阳痿宫冷，腰膝冷痛，肾虚作喘，虚阳上浮，眩晕目赤，心腹冷痛，虚寒吐泻，寒疝腹痛，痛经经闭。

【传统食用】煎汤，研末冲服，香料。

【现代食用】作为调味料。

桑寄生

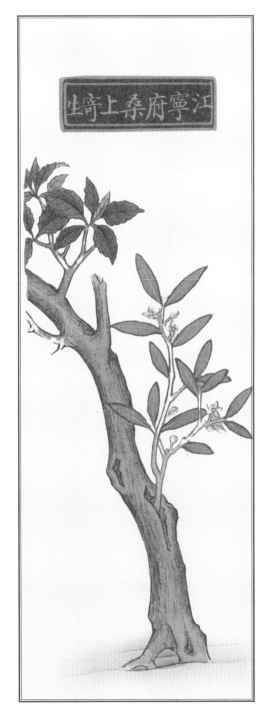

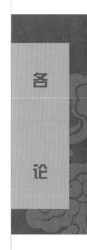

【别　　名】寄屑、寓木、宛童。

【来　　源】桑寄生科植物桑寄生 *Taxillus chinensis*（DC.）Danser 的带叶茎枝。

【功效主治】祛风湿，补肝肾，强筋骨，安胎元。用于风湿痹痛，腰膝酸软，筋骨无力，崩漏经多，妊娠漏血，胎动不安，头晕目眩。

【传统食用】煎汤，药酒。

【现代食用】煎汤，茶饮，制作药膳。如桑寄生煨鸡蛋、桑寄生茶。

江宁府桑上寄生（《品汇精要》）

桑 椹

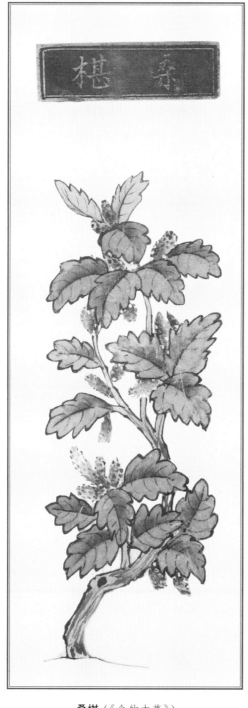

桑椹（《食物本草》）

【别　　名】桑葚、桑蔗、桑枣。

【来　　源】桑科植物桑 *Morus alba* L. 的果穗。

【功效主治】滋阴补血，生津润燥。用于肝肾
阴虚，眩晕耳鸣，心悸失眠，须
发早白，津伤口渴，内热消渴，
肠燥便秘。

【传统食用】生食，熬膏。

【现代食用】榨汁，酿酒，制作果醋。如桑
椹酒。

桑　叶

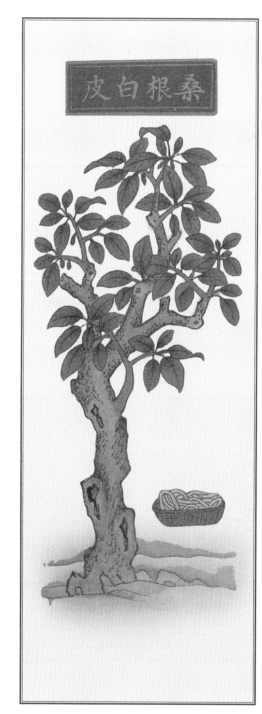

桑根白皮（《品汇精要》）

【别　　名】蚕叶。

【来　　源】桑科桑属植物桑 *Morus alba* L. 的叶。

【功效主治】疏散风热，清肺润燥，清肝明目。
用于风热感冒，肺热燥咳，头晕
头痛，目赤昏花。

【传统食用】煎汤。

【现代食用】煲汤，茶饮。

砂　仁

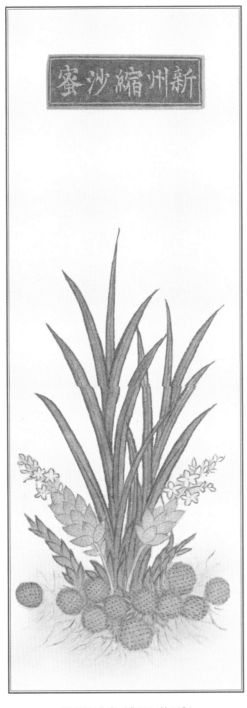

新州缩沙蜜（《品汇精要》）

【别　　名】缩沙蜜、缩砂仁、缩砂蜜。

【来　　源】姜科植物阳春砂 *Amomum villosum* Lour. 的果实。

【功效主治】化湿开胃，温脾止泻，理气安胎。用于湿浊中阻，脘痞不饥，脾胃虚寒，呕吐泄泻，妊娠恶阻，胎动不安。

【传统食用】煎汤。

【现代食用】煎汤，制作浸膏，作为调味料。

山慈菇

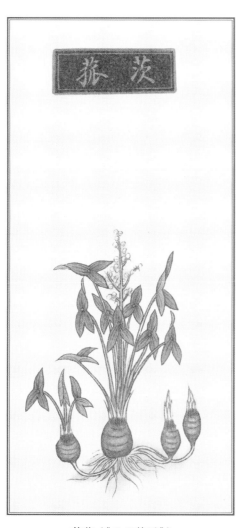

茨菰（《品汇精要》）

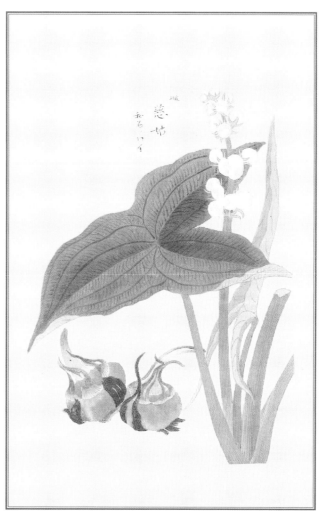

慈姑（《本草图谱》）

【别　　名】华夏慈姑、茨菰、白地栗。

【来　　源】泽泻科植物慈姑 *Sagittaria trifolia* L. var. *sinensis*（Sims.）Makino 的球茎。

【功效主治】活血凉血，止咳通淋，散结解毒。用于产后血晕，胎衣不下，崩漏，衄血，呕血，咳嗽吐血，淋浊，疮肿，目赤肿痛，角膜白斑，瘰疬，睾丸炎，骨膜炎，毒蛇咬伤。

【传统食用】炖食。如慈姑炖肉。

【现代食用】炖食。

山　奈

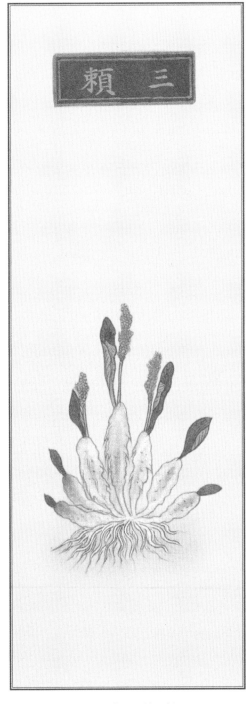

三赖（《品汇精要》）

【别　　名】沙姜、三奈、三赖。

【来　　源】姜科植物山奈 *Kaemferia galangal* L. 的根茎。

【功效主治】温中化湿，行气止痛。用于胸腹冷痛，寒湿吐泻，骨鲠在喉，牙痛，跌打肿痛等。

【传统食用】水煎，制作药膳，入丸、散剂。

【现代食用】作为调味料，制作药膳。如沙姜鸡。

山 药

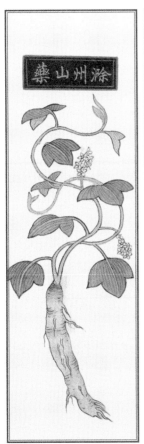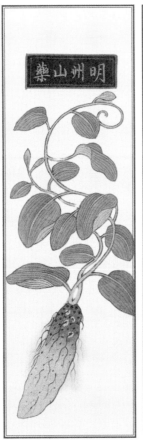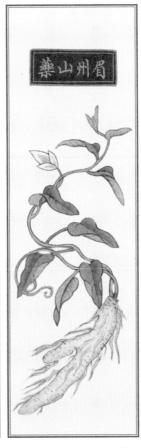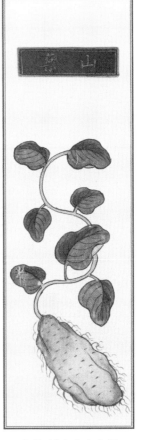

滁州山药（《品汇精要》）　明州山药（《品汇精要》）　眉州山药（《品汇精要》）　山药（《食物本草》）

【别　　名】薯蓣、山芋。

【来　　源】薯蓣科植物薯蓣 *Dioscorea opposita* Thunb. 的根茎。

【功效主治】健脾养胃，生津益肺，补肾涩精。用于脾虚食少，泄泻便溏，久泻不止，肺
　　　　　　虚咳嗽，遗精，白带过多，尿频，消渴。

【传统食用】煎汤，煮粥，作羹，研末冲服。

【现代食用】制作甜品，煮粥，炒食，炖汤。

山　楂

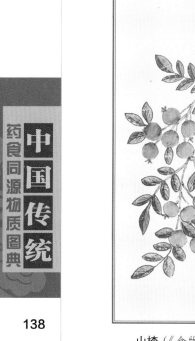

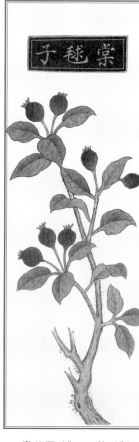

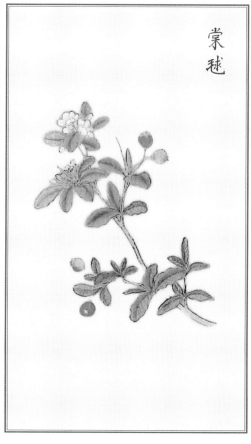

山楂（《食物本草》）　　　　棠毬子（《品汇精要》）　　　　棠毬（《履巉岩》）

【别　　名】山里红、山里果、红果、棠毬。

【来　　源】蔷薇科植物山里红 *Crataegus pinnatifida* Bge. var. *major* N. E. Br. 或山楂 *Crataegus pinnatifida* Bge. 的果实。

【功效主治】消食健胃，行气散瘀，化浊降脂。用于肉食积滞，胃脘胀满，泻痢腹痛，瘀血经闭，产后瘀阻，心腹刺痛，胸痹心痛，疝气疼痛。

【传统食用】煎汤，入丸、散，茶饮，生食，药酒。

【现代食用】制作果酱、糖水，茶饮，生食，药酒。如山楂酱、冰糖葫芦。

山茱萸

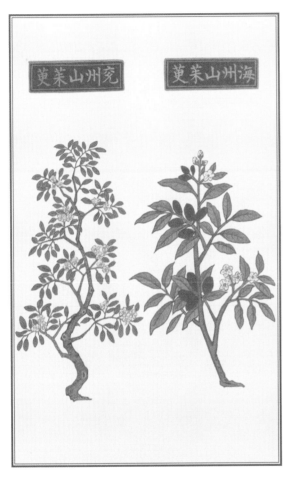

海州山茱萸、兖州山茱萸（《品汇精要》）

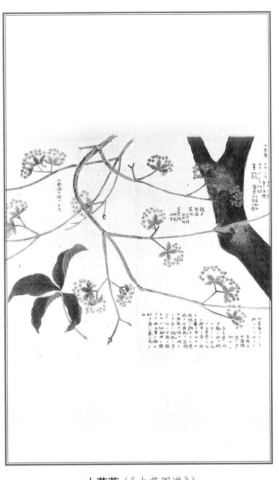

山茱萸（《本草图谱》）

【别　　名】山萸肉、萸肉、肉枣。

【来　　源】山茱萸科植物山茱萸 *Cornus officinalis* Sieb. et Zucc. 的果肉。

【功效主治】补益肝肾，收涩固脱。用于眩晕耳鸣，腰膝酸软，阳痿遗精，遗尿尿频，崩漏带下，大汗虚脱，内热消渴。

【传统食用】煎汤。

【现代食用】煮粥，制作饮品。如山萸肉粥、龙牡山萸粥。

射 干

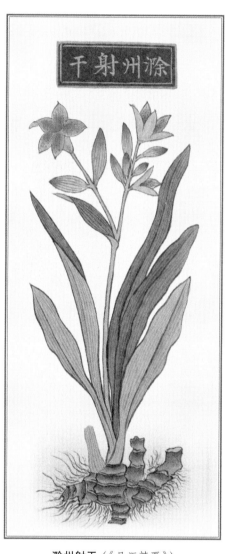

滁州射干（《品汇精要》）

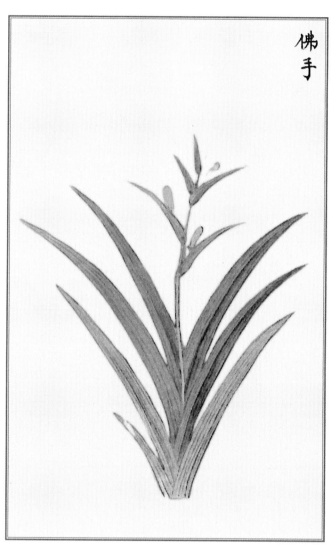

佛手（《履巉岩》）

【别　　名】山蒲扇、开喉箭、剪刀草。

【来　　源】鸢尾科植物射干 *Belamcanda chinensis*（L.）DC. 的根茎。

【功效主治】清热解毒，消痰，利咽。用于热毒痰火郁结，咽喉肿痛，痰涎壅盛，咳嗽气喘。

【传统食用】煎汤。

【现代食用】煎汤，捣汁饮。如射干蜜饮。

神 曲

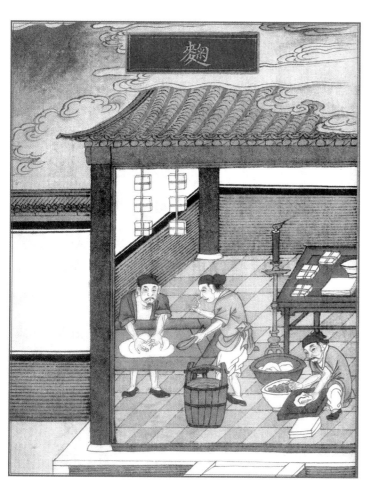

曲(《品汇精要》)

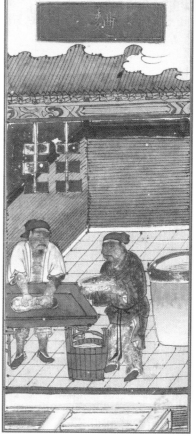

曲(《食物本草》)

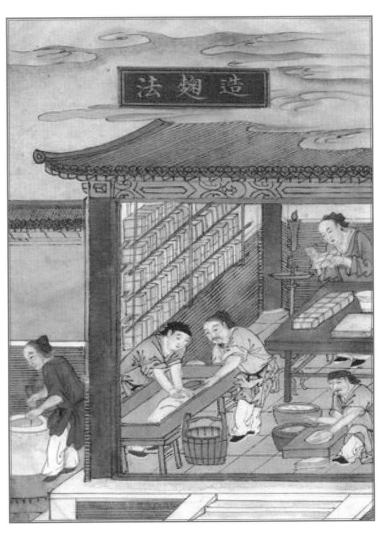

造曲法（《炮制便览》）

【别　　　名】六神曲、六曲、建曲。

【来　　　源】辣蓼、青蒿、杏仁等药加入面粉或麸皮混和后，经发酵而成的曲剂。

【功效主治】健脾和胃，消食化积。用于饮食停滞，消化不良，脘腹胀满，食欲不振，呕
吐泻痢。

【传统食用】煮粥，酿酒。

【现代食用】腌制，制作泡菜，煮粥。如神曲粟米粥。

生姜（附：干姜）

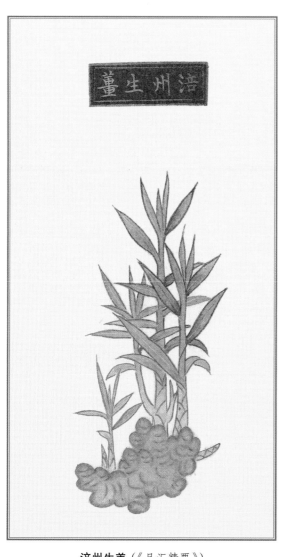

涪州生姜（《品汇精要》）

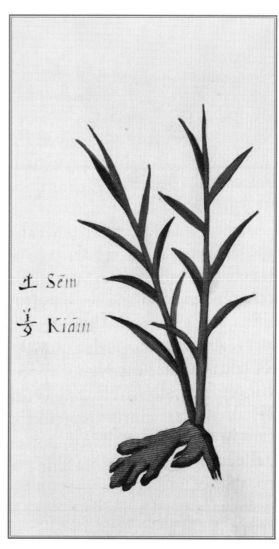

生姜（《植物志》）

【别　　名】母姜、鲜姜。

【来　　源】姜科植物姜 *Zingiber officinale* Rosc. 的根茎。

【功效主治】解表散寒，温中止呕，化痰止咳，解鱼蟹毒。用于风寒感冒，胃寒呕吐，寒痰咳嗽，鱼蟹中毒。

【传统食用】煎汤，捣汁饮。

【现代食用】煎汤，煮粥。如姜枣花椒汤、桂姜粥。

附：干姜

干姜（《品汇精要》）

【别　　名】白姜、均姜。

【来　　源】姜科植物姜 Zingiber offjicinale Rosc. 的根茎加工品。

【功效主治】温中散寒，回阳通脉，温肺化饮。用于脘腹冷痛，呕吐泄泻，肢冷脉微，寒饮喘咳。

【传统食用】煎汤，炒食。

【现代食用】茶饮，作为调味品。

石斛（附：铁皮石斛）

【别　　名】仙草、杜兰、悬竹。

【来　　源】兰科植物金钗石斛 *Dendrobium nobile* Lindl.、鼓槌石斛 *Dendrobium chrysotorum* Lindl. 或流苏石斛 *Dendrobium imbriatum* Hook. 的栽培品及其同属植物近似种的茎。

【功效主治】益胃生津，滋阴清热。用于热病津伤，口干烦渴，胃阴不足，食少干呕，病后虚热不退，阴虚火旺，骨蒸劳热，目暗不明，筋骨痿软。

【传统食用】茶饮，熬膏。

【现代食用】榨汁饮，磨粉，酿酒，制作药膳。如石斛精、石斛酒。

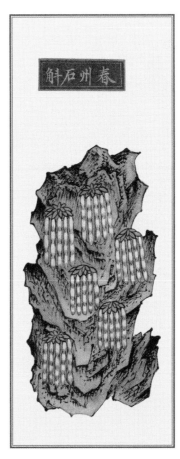

春州石斛（《品汇精要》）

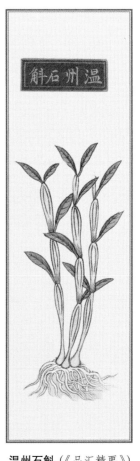

温州石斛（《品汇精要》）

附：铁皮石斛

【别　　名】黑节草、云南铁皮、铁皮斗。

【来　　源】兰科植物铁皮石斛 *Dendrobium officinale* Kimura et Migo 的干燥茎。

【功效主治】益胃生津，滋阴清热。用于热病津伤，口干烦渴，胃阴不足，食少干呕，病后虚热不退，阴虚火旺，骨蒸劳热，目暗不明，筋骨痿软。

【传统食用】煎汤，茶饮。

【现代食用】鲜食，茶饮，榨汁，药酒。

石　榴

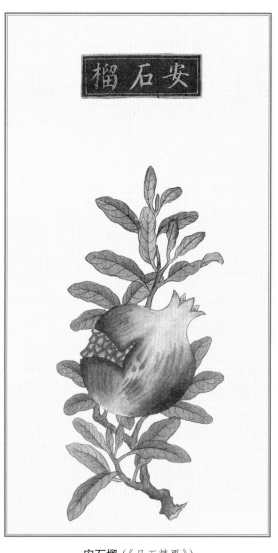

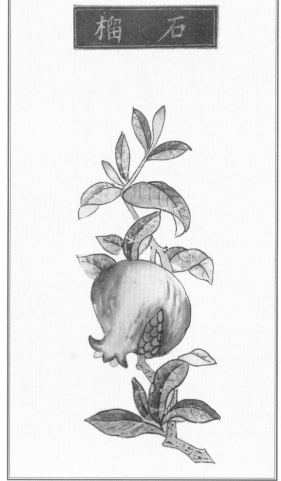

安石榴（《品汇精要》）　　　　　　　石榴（《食物本草》）

【别　　　名】天浆、甘石榴、醋石榴。

【来　　　源】石榴科植物石榴 *Punica granatum* L. 的果实。

【功效主治】生津止渴，杀虫，涩肠，止血。用于津伤咽燥，燥渴，滑泻，虫积久痢，崩漏，带下。

【传统食用】生食。

【现代食用】榨汁，制作甜品。如石榴汁。

石　楠

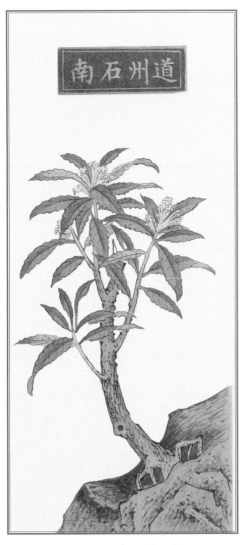

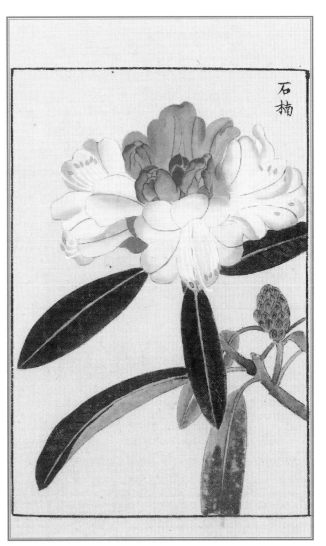

道州石南（《品汇精要》）　　　　　　　　石楠（《本草图谱》）

【别　　　名】风药、红树叶、千年红、石南。

【来　　　源】蔷薇科植物石楠 *Photinia serrulata* Lindl. 的叶。

【功效主治】祛风除湿，活血，解毒。用于历节痛风，头风头痛，腰膝无力，疮痛肿痛，跌打损伤。

【传统食用】药酒，茶饮。

【现代食用】制作面食，茶饮。如石南云吞、石楠芽茶。

食茱萸

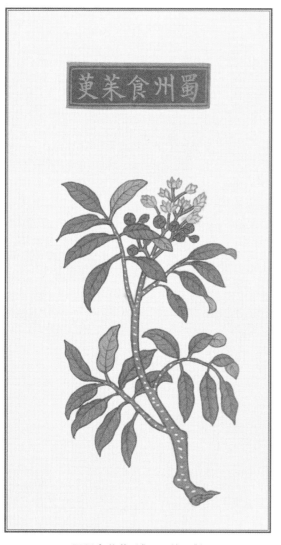

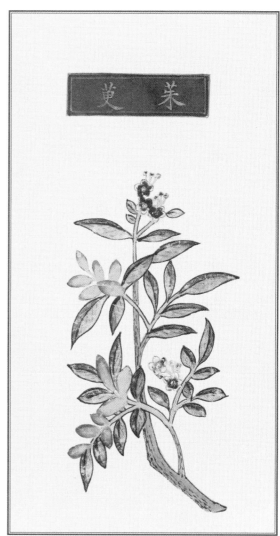

蜀州食茱萸（《品汇精要》）　　　　　　茱萸（《食物本草》）

【别　　名】辣子、越椒、红刺楤。

【来　　源】芸香科植物椿叶花椒 *Zanthoxylum ailanthoides* Sieb. et Zucc. 的果实。

【功效主治】温中，燥湿，杀虫，止痛。用于脘腹胀痛，经行腹痛，五更泄泻，脏寒吐泻，脚气，疝气，湿疹，口疮溃疡，齿痛。

【传统食用】煎汤，榨油，制作调味品。

【现代食用】制作药膳。如茱萸生姜饮。

使君子

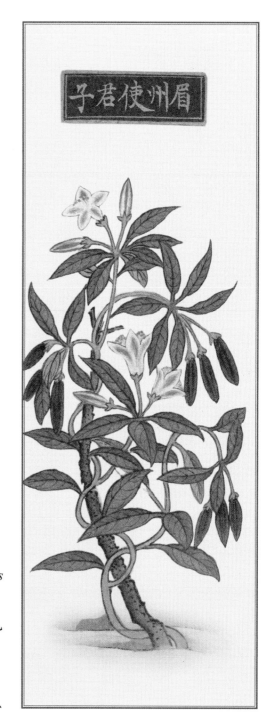

眉州使君子（《品汇精要》）

【别　　名】四君子、留求子、索果子。

【来　　源】使君子科植物使君子 *Quisqualis indica* L. 的果实。

【功效主治】杀虫消积。用于虫积腹痛，小儿疳积，蛔虫病，蛲虫病。

【传统食用】炒熟嚼食。

【现代食用】蒸制，煎炒。如使君子蒸猪瘦肉、使君子花煎蛋。

柿　子

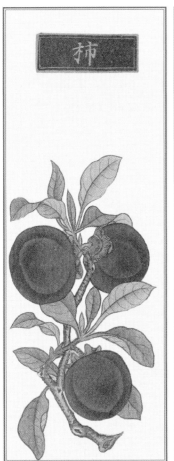

柿（《品汇精要》）

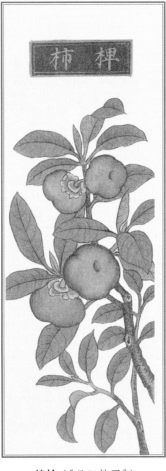

椑柿（《品汇精要》）

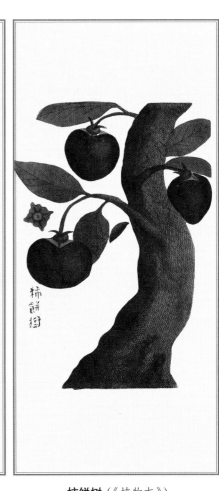

柿饼树（《植物志》）

【别　　名】牛奶柿、朱柿、黄柿。

【来　　源】柿科植物柿 *Diospyros kaki* Thunb. 的果实。

【功效主治】清热，润肺，生津，解毒。用于咳嗽，吐血，热渴，口疮，热痢，便血。

【传统食用】生食，制成果脯。如柿饼。

【现代食用】酿酒，酿醋，制果酱食用。

鼠 李

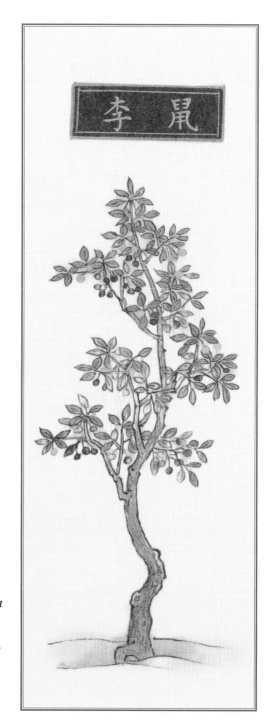

鼠李（《品汇精要》）

【别　　名】皂李、山李子、乌巢子。

【来　　源】鼠李科植物鼠李 *Rhamnus davurica*
Pall. 的果实。

【功效主治】清热利湿，消积通便。用于感冒
发烧，瘰疬，腹泻。

【传统食用】捣碎作饼。

【现代食用】生食，茶饮。如鼠李柠檬茶。

松花粉

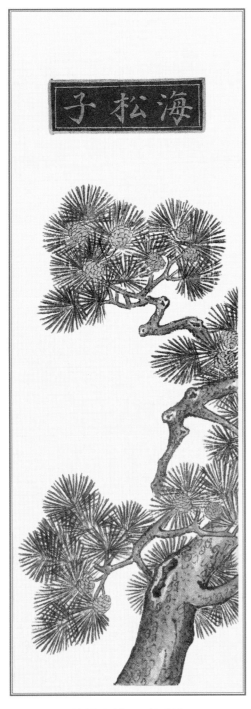

海松子（《品汇精要》）

【别　　名】松花、松黄。

【来　　源】松科植物马尾松 Pinus massoniana Lamb.、油松 Pinus tabuli formis Carr. 或同属数种植物的花粉。

【功效主治】收敛止血，燥湿敛疮。用于外伤出血，湿疹，黄水疮，皮肤糜烂，脓水淋漓。

【传统食用】煮粥，酿酒。

【现代食用】煎汤，制作蜜饯。

菘　菜

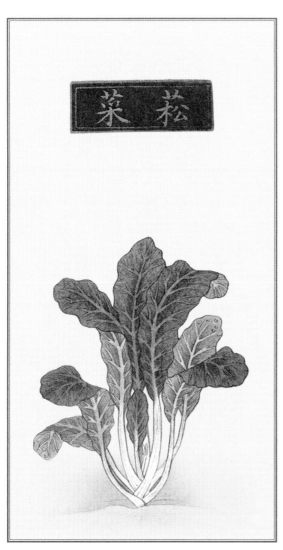

菘菜（《品汇精要》）

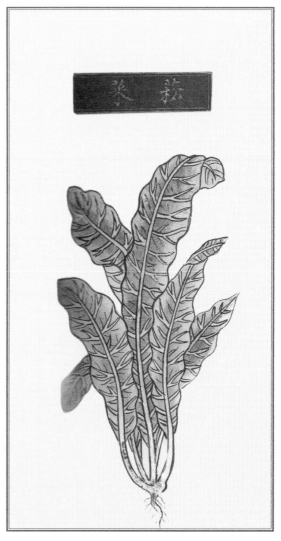

菘菜（《食物本草》）

【别　　名】小白菜、油白菜、小青菜。

【来　　源】十字花科植物青菜 *Brassica chinensis* L. 的全株。

【功效主治】解热除烦，生津止渴，清肺消痰，通利肠胃。用于肺热咳嗽，消渴，便秘，
　　　　　　食积，丹毒，漆疮。

【传统食用】制作泡菜，煮食，捣汁。

【现代食用】炒食。

酸枣仁

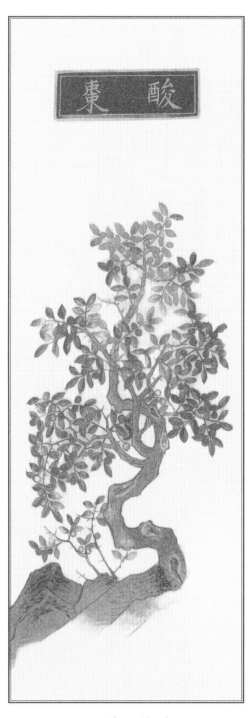

酸枣（《品汇精要》）

【别　　名】野枣仁、酸枣核、山枣。

【来　　源】鼠李科植物酸枣 *Ziziphus jujuba* Mill. var. *spinosa*（Bge.）Hu ex H. F. Chow 的种子。

【功效主治】养心补肝，宁心安神，敛汗，生津。用于虚烦不眠，惊悸多梦，怔忡，体虚，津伤口渴。

【传统食用】茶饮，煎汤。

【现代食用】煮粥，泡水，榨汁。如酸枣仁汁。

桃　仁

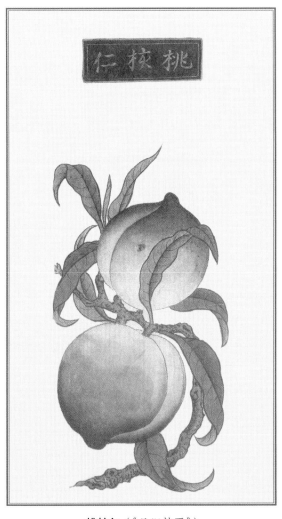

桃核仁（《品汇精要》）

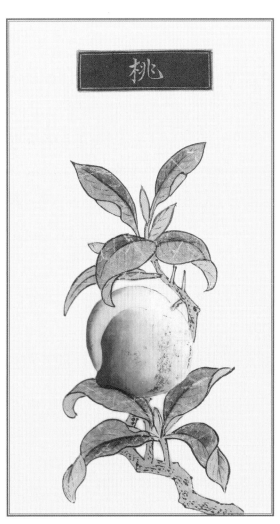

桃（《食物本草》）

【别　　名】桃核仁、桃实。

【来　　源】蔷薇科植物桃 *Prunus persica*（L.）Batsch 或山桃 *Prunus davidiana*（Carr.）
　　　　　　Franch. 的种子。

【功效主治】活血祛瘀，润肠通便，止咳平喘。用于经闭痛经，癥瘕痞块，肺痈肠痈，跌
　　　　　　打损伤，肠燥便秘，咳嗽气喘。

【传统食用】煎汤，入丸、散。

【现代食用】煎汤，煮粥，炒后食。

天门冬

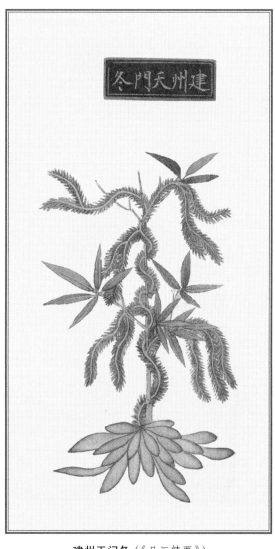

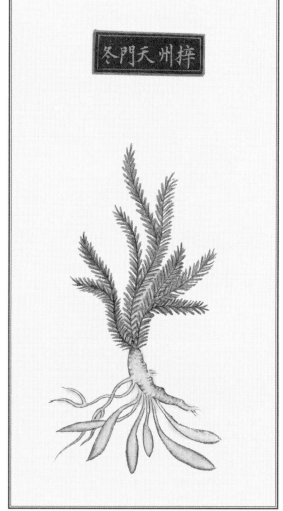

建州天门冬（《品汇精要》）　　　　　　梓州天门冬（《品汇精要》）

【别　　名】天门东、大当门根。

【来　　源】百合科植物天冬 *Asparagus cochinchinensis*（Lour.）Merr. 的干燥块根。

【功效主治】养阴润燥，清肺生津。用于肺燥干咳，顿咳痰黏，腰膝酸痛，内热消渴，热病津伤，咽干口渴，肠燥便秘。

【传统食用】蒸食、泡酒。

【现代食用】煎汤，酿酒，茶饮，煮粥，制作蜜饯、天冬膏、天冬饮。

天　麻

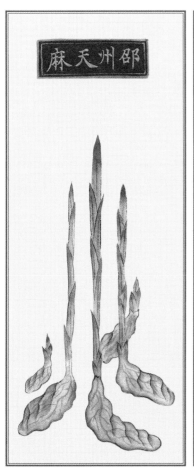

邵州天麻（《品汇精要》）

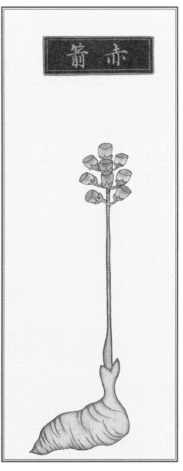

赤箭（《品汇精要》）

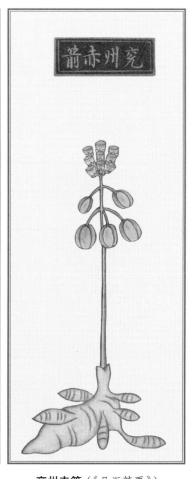

兖州赤箭（《品汇精要》）

【别　　名】定风草、合离草、水洋芋、赤箭。

【来　　源】兰科植物天麻 *Gastrodia elata* Bl. 的块茎。

【功效主治】息风止痉，平抑肝阳，祛风通络。用于小儿惊风，癫痫抽搐，破伤风，手足不遂，肢体麻木，风湿痹痛。

【传统食用】代茶饮，药酒。

【现代食用】煎汤，炖食，制成冻干粉。如天麻炖乌鸡、天麻鳝丝。

甜 瓜

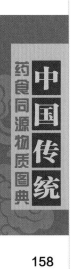

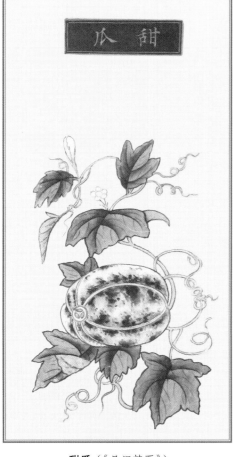

甜瓜（《品汇精要》）

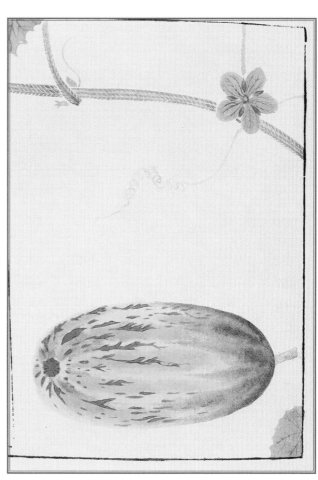

甜瓜（《本草图谱》）

158

【别　　名】甘瓜、香瓜、穿肠瓜。

【来　　源】葫芦科植物甜瓜 *Cucumis melo* L. 的果实。

【功效主治】清暑热，解烦渴，利小便。用于暑热烦渴，小便不利，暑热下痢腹痛。

【传统食用】鲜用，捣汁。

【现代食用】生食，榨汁。

榲桲

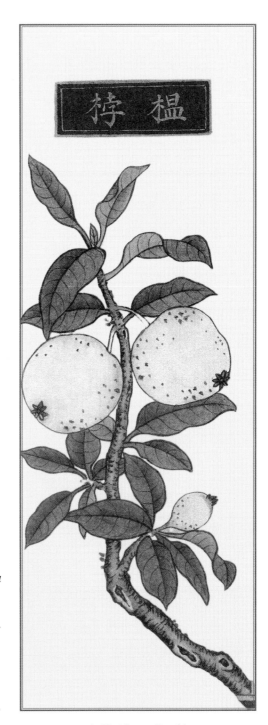

榲桲（《品汇精要》）

【别　　名】金苹果、木梨、土木瓜。

【来　　源】蔷薇科植物榲桲 *Cydonia oblonga* Mill. 的果实。

【功效主治】消食，止渴。用于积食，口干舌燥，痰饮。

【传统食用】生食，煮汁饮。

【现代食用】鲜食，制作果冻、果酱、果脯、点心。

乌 梅

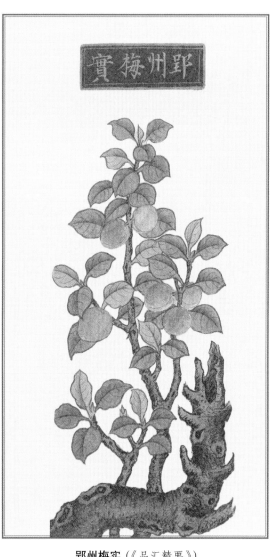

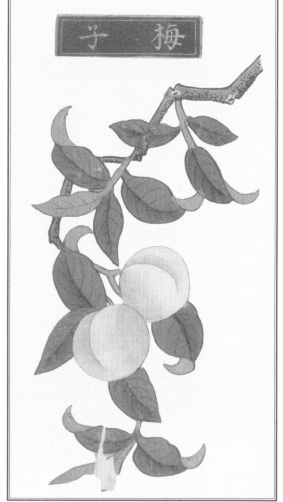

郢州梅实（《品汇精要》）　　　　　　　梅子（《食物本草》）

【别　　名】乌梅肉、梅子、青梅。

【来　　源】蔷薇科植物梅 *Prunus mume*（Sieb.）Sieb. et Zucc. 果实的熏制加工品。

【功效主治】敛肺，涩肠，生津，安蛔。用于肺虚久咳，久泻久痢，虚热消渴，蛔厥呕吐腹痛。

【传统食用】煎汤，生食，盐渍。

【现代食用】煮粥，茶饮，药酒，制作果脯、蜜饯。如乌梅茶、梅子酒。

乌梢蛇

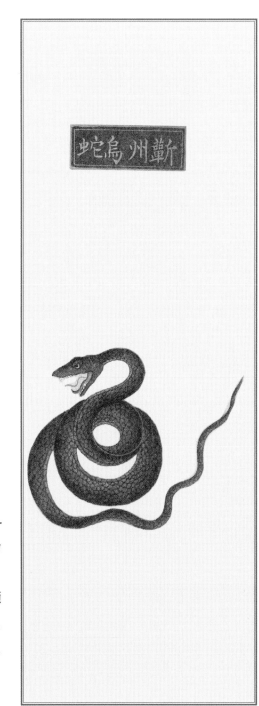

蕲州乌蛇（《品汇精要》）

【别　　名】乌蛇、黑梢蛇、黑花蛇。

【来　　源】游蛇科动物乌梢蛇 *Zaocys dhumnades*（Cantor）除去内脏的全体。

【功效主治】祛风，通络，止痉。用于风湿顽痹，麻木拘挛，中风口眼㖞斜，半身不遂，抽搐痉挛，破伤风，麻风，疥癣。

【传统食用】煎汤，入丸、散，制成肉脯。

【现代食用】炖汤，药酒。如归芎炖乌梢蛇。

乌 药

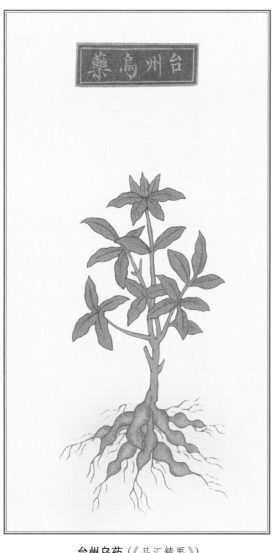

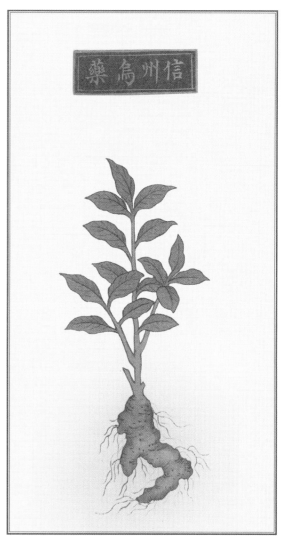

台州乌药（《品汇精要》）　　　　　　　信州乌药（《品汇精要》）

【别　　名】天台乌药、台乌。

【来　　源】樟科植物乌药 *Lindera aggregata*（Sims）Kosterm. 的块根。

【功效主治】行气止痛，温肾散寒。用于寒凝气滞，胸腹肿痛，气逆喘急，膀胱虚冷，遗尿尿频，疝气疼痛，经寒腹痛。

【传统食用】煎汤，药酒。

【现代食用】煎汤，药酒。如八珍母鸡汤。

芜荑

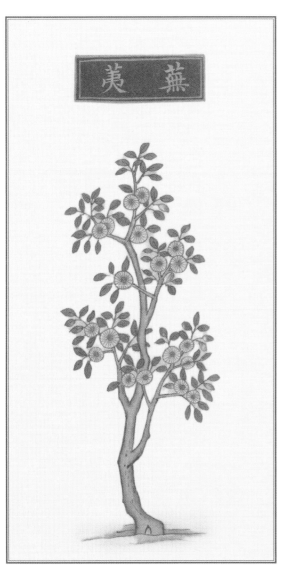

芜荑（《品汇精要》）

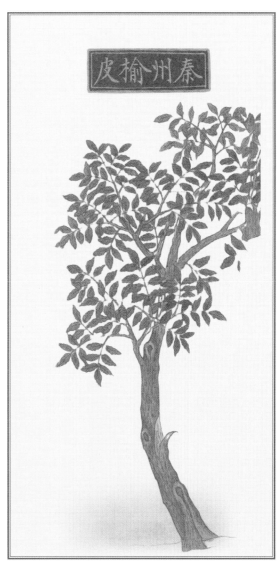

秦州榆皮（《品汇精要》）

【别　　名】黄榆、山榆仁、毛榆子。

【来　　源】榆科植物大果榆 *Ulmus macrocarpa* Hance 种子的加工品。

【功效主治】杀虫，消积。用于小儿疳积，蛔虫病，蛲虫病。

【传统食用】煎汤，制作酱料。

【现代食用】煮粥。如粳酥粥。

五倍子

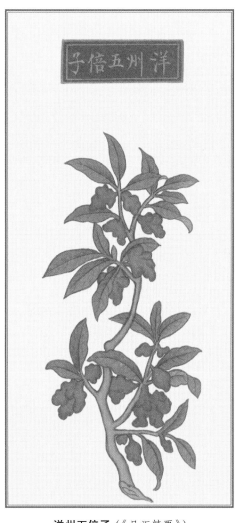

洋州五倍子（《品汇精要》）

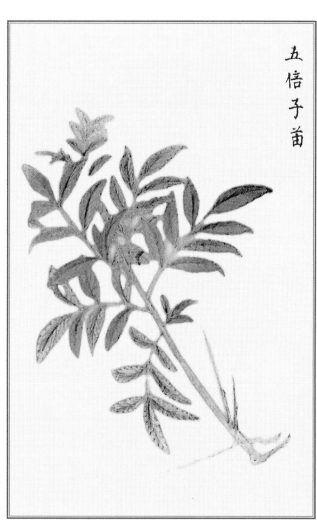

五倍子苗（《履巉岩》）

【别　　名】文蛤、百虫仓、木附子。

【来　　源】昆虫五倍子蚜 *Melaphis chinensis*（Bell）Baker 寄生漆树科盐肤木 *Rhus chinensis* Mill. 及同属近缘种植物叶上产生的虫瘿。

【功效主治】敛肺降火，涩肠止泻，敛汗，止血，收湿敛疮。用于肺虚久咳，肺热痰嗽，久泻久痢，自汗盗汗，消渴，便血痔血，外伤出血，痈肿疮毒，皮肤湿烂。

【传统食用】捣碎，制散。

【现代食用】制蜜。如五倍子蜂蜜。

五加皮

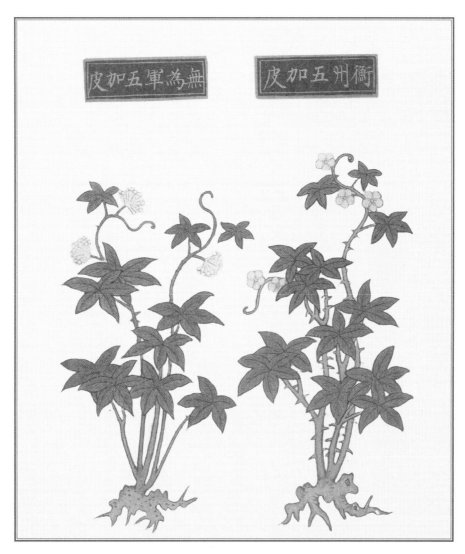

衡州五加皮、无为军五加皮（《品汇精要》）

【别　　名】追风使、木骨、南五加皮。

【来　　源】五加科植物细柱五加 *Acanthopanax gracilistylus* W. W. Smith 的根皮。

【功效主治】祛风除湿，补益肝肾，强筋壮骨，利水消肿。用于风湿痹痛，筋骨痿软，小儿行迟，体虚乏力，水肿，脚气。

【传统食用】药酒。

【现代食用】炒食。如五加皮炒鸡蛋、清炒五加皮。

西红花

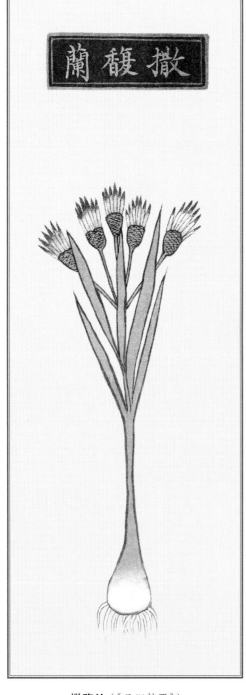

撒馥兰（《品汇精要》）

【别　　名】番红花、藏红花、撒馥兰。

【来　　源】鸢尾科植物番红花 *Crocus sativus* L. 的柱头。

【功效主治】活血化瘀，凉血解毒，解郁安神。用于经闭癥瘕，产后瘀阻，温毒发斑，忧郁痞闷，惊悸发狂。

【传统食用】煎汤，茶饮。

【现代食用】药酒，作为香料。

夏枯草

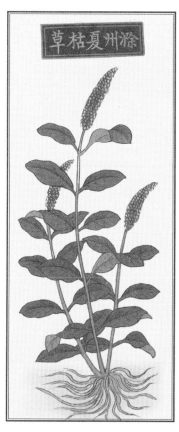

滁州夏枯草（《品汇精要》）

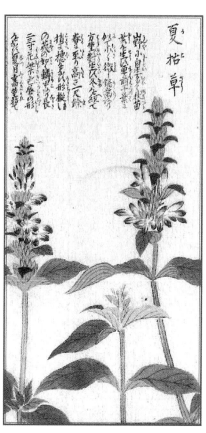

夏枯草（《本草图谱》）

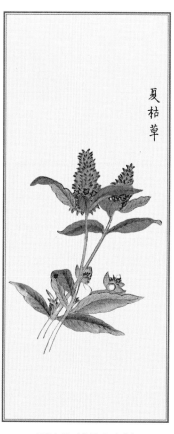

夏枯草（《履巉岩》）

【别　　名】铁线夏枯草、麦夏枯、铁线夏枯。

【来　　源】唇形科植物夏枯草 *Prunella vulgaris* L. 的果穗。

【功效主治】清肝泻火，明目，散结消肿。用于目赤肿痛、目珠夜痛、头痛眩晕，瘰瘤、瘰疬，乳痈、乳癖、乳房胀痛。

【传统食用】清汁代茶饮。

【现代食用】药酒。如夏枯草酒。

仙 茅

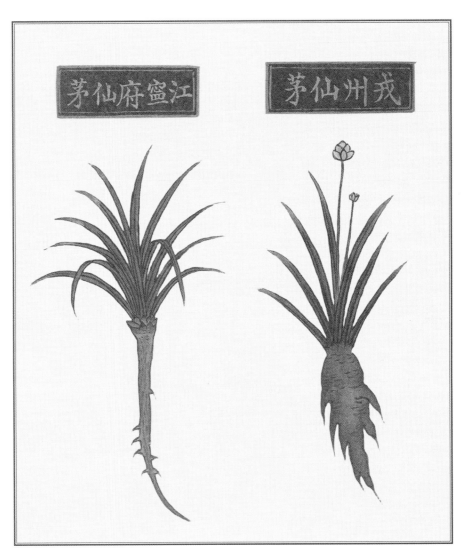

戎州仙茅、江宁府仙茅（《品汇精要》）

【别　　名】独茅、仙茅参、山党参。

【来　　源】石蒜科植物仙茅 *Curculigo orchioides* Gaertn. 的根茎。

【功效主治】补肝肾，强筋骨，祛寒湿。用于阳痿精冷，筋骨痿软，腰膝冷痛，阳虚
　　　　　　冷泻。

【传统食用】煎汤，浸酒，入丸、散。

【现代食用】炖食，制作饮品。如炖鸡或猪肉。

香 椿

椿木（《品汇精要》）

【别　　名】猪椿、椿苗。

【来　　源】楝科植物香椿 *Toona sinensis*（A. Juss.）Roem. 的叶。

【功效主治】补肾，壮阳，理血，杀虫。用于肾阳虚衰，腰膝冷痛，遗精阳痿，血崩，带下，疥疮，痈疽。

【传统食用】煎汤，茶饮。

【现代食用】凉拌，炒食，制作馅料。如香椿炒鸡蛋、煎香椿饼。

香　茅

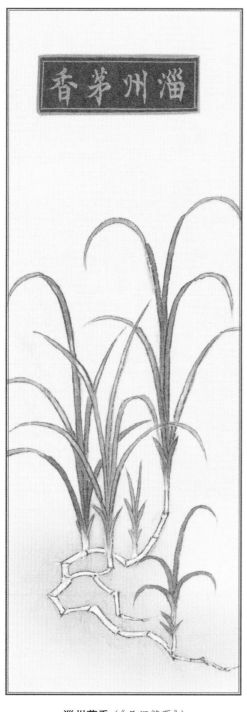

淄州茅香（《品汇精要》）

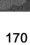

170

【别　　名】香草、香麻、茅香。

【来　　源】禾本科植物茅香 *Hierochloe odorata*
（L.）Beauv. 的根茎。

【功效主治】凉血，止血，清热利尿。用于吐
血，尿血，热淋，水肿。

【传统食用】药酒。

【现代食用】调味，茶饮，煎汤。如香茅排骨、
香茅蛤蜊汤。

香薷

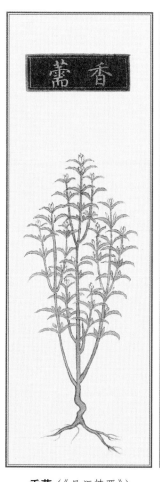

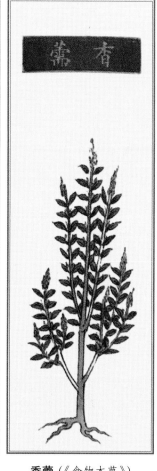

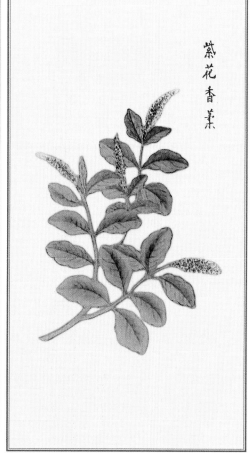

香薷（《品汇精要》）　　香薷（《食物本草》）　　紫花香菜（《履巉岩》）

【别　　名】蜜蜂草、香菜、石香菜。

【来　　源】唇形科植物江香薷 *Mosla chinensis* Maxim. "Jiangxiangru" 或石香薷 *Mosla chinensis* Maxim. 的全草。

【功效主治】发汗解表，祛暑化湿，利尿消肿。用于暑湿感冒，发热无汗，头痛，腹痛腹泻，水肿。

【传统食用】煎汤。

【现代食用】泡茶，煮粥，作为调味料。

香 橼

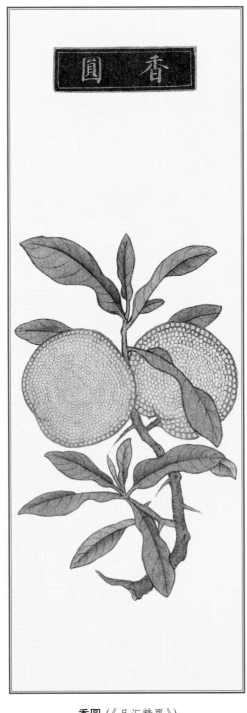

香圆（《品汇精要》）

172

【别　　名】香圆、枸橼。

【来　　源】芸香科植物香圆 *Citrus wilsonii* Tanaka 或枸橼 *Citrus medica* L. 的果实。

【功效主治】理气降逆，宽胸化痰。用于胸腹满闷，胁肋胀痛，咳嗽痰多。

【传统食用】煎汤，茶饮。

【现代食用】煎汤，制作蜜饯，榨汁酿酒。如香橼糖浆、香橼露。

小茴香

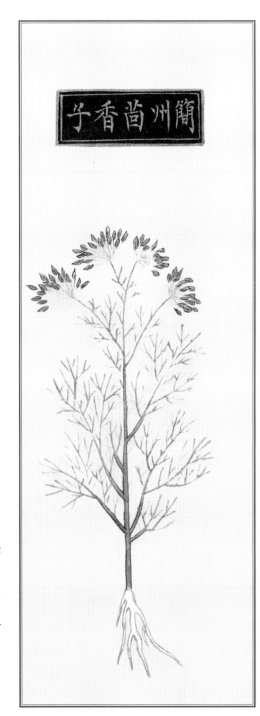

【别　　名】茴香子、土茴香、野茴香。

【来　　源】伞形科植物茴香 *Foeniculum vulgare* Mill. 的果实。

【功效主治】散寒止痛，理气和胃。用于寒疝腹痛，睾丸偏坠，痛经，少腹冷痛，脘腹胀痛，食少吐泻。

【传统食用】入丸、散，煮粥，泡酒，调味，酿酒。

【现代食用】香料。如五香粉。

简州茴香子（《品汇精要》）

小 蓟

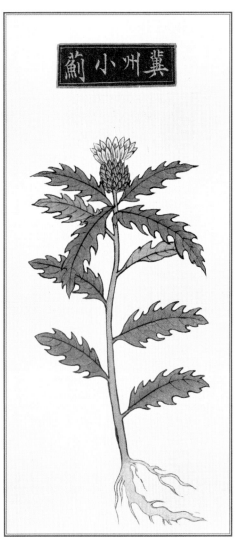

冀州小蓟（《品汇精要》）

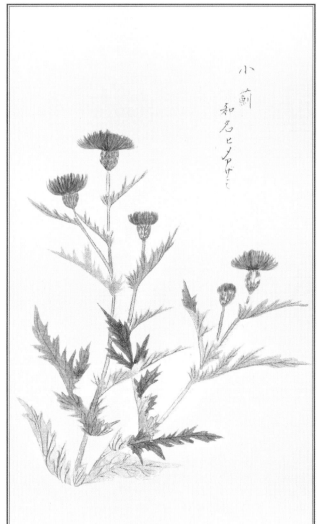

小蓟（《本草图谱》）

【别　　名】青刺蓟、千针草、刺蓟菜。

【来　　源】菊科植物刺儿菜 *Cirsium setosum*（Willd.）MB. 的全草。

【功效主治】凉血，止血，散瘀，解毒，消痈。用于衄血，吐血，尿血，血淋，便血，崩漏，外伤出血，痈肿疮毒。

【传统食用】煎汤，入丸、散，泡酒。

【现代食用】煎汤，煮粥，凉拌。

薤 白

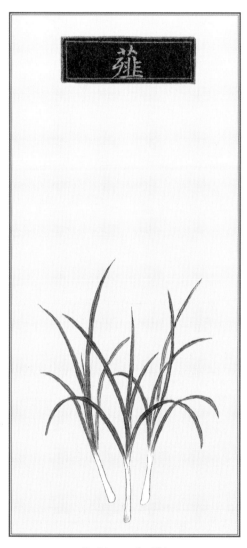

薤（《品汇精要》）

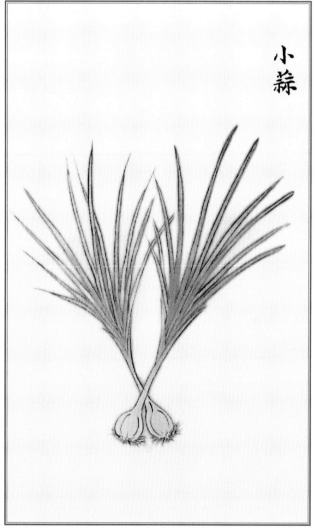

小蒜（《履巉岩》）

【别　　名】薤根、野蒜、山蒜。

【来　　源】百合科植物薤 *Allium chinense* G. Don 或野蒜 *Allium macrostemon* Bge. 的鳞茎。

【功效主治】通阳散结，行气导滞。用于胸痹心痛，脘腹痞满胀痛，泻痢后重。

【传统食用】煎汤，入丸、散，煮粥，煎饼。

【现代食用】煎汤，凉拌。

杏　仁

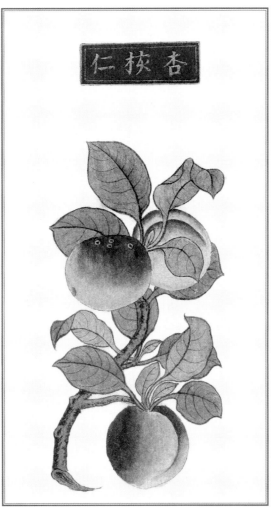

杏核仁（《品汇精要》）

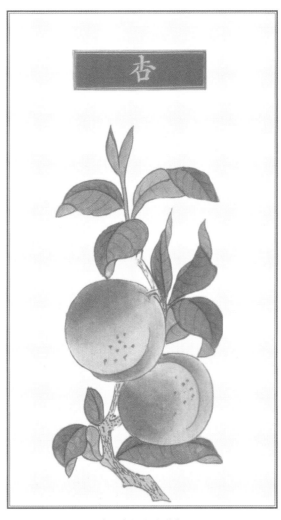

杏（《食物本草》）

【别　　名】杏核仁、苦杏仁、巴旦杏。

【来　　源】蔷薇科植物山杏 *Prunus armeniaca* L. var. *ansu* Maxim.、西伯利亚杏 *Prunus sibirica* L.、东北杏 *Prunus mandshurica*（Maxim.）Koehne、杏 *Prunus armeniaca* L. 的种子。

【功效主治】降气，止咳平喘，润肠通便。用于咳嗽气喘，胸满痰多，肠燥便秘。

【传统食用】煎汤，生食，榨油。

【现代食用】制作甜品、糖水。如杏仁露。

椰　子

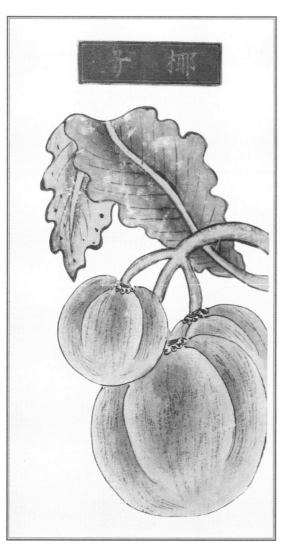

椰子（《食物本草》）

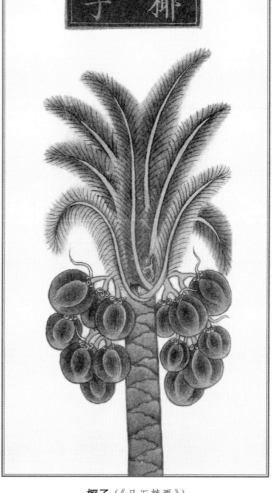

椰子（《品汇精要》）

【来　　源】棕榈科植物椰子 *Cocos nucifera* L. 的种子。

【功效主治】补脾，益肾，催乳，清暑，解渴，祛风，消疳，杀虫。用于脾虚水肿，腰膝酸软，产妇乳汁缺少，暑热口渴，杨梅疮等。

【传统食用】椰水，椰肉煲汤。

【现代食用】煲汤，制作甜品，调味。

各　论

177

益　智

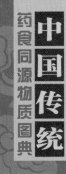

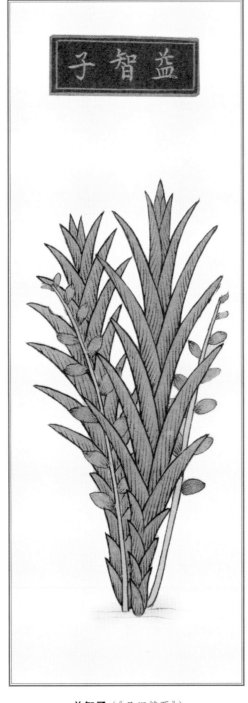

益智子（《品汇精要》）

【别　　名】益智仁、益智子。

【来　　源】姜科植物益智 *Alpiniae oxyphylla* Miq. 的果实。

【功效主治】暖肾固精缩尿，温脾止泻摄唾。用于肾虚遗尿，小便频数，遗精白浊，脾寒泄泻，腹中冷痛，口多唾涎。

【传统食用】煎汤，入丸、散，调味品，泡酒。

【现代食用】茶饮，炖煮，煮粥。

薏苡仁

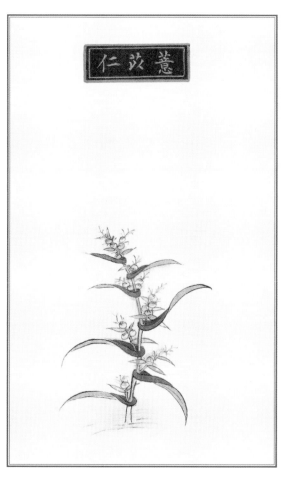

薏苡仁（《品汇精要》）

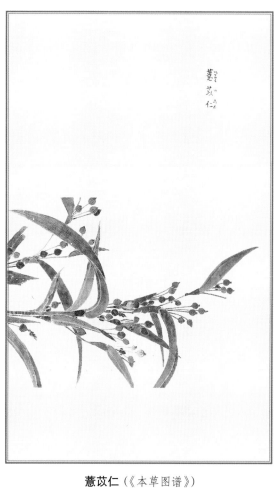

薏苡仁（《本草图谱》）

【别　　名】薏米、薏仁、苡仁。

【来　　源】禾本科植物薏珠 *Coix lacrymajobi* L. var. *ma-yuen*（Roman.）Stapf 的种仁。

【功效主治】利水渗透湿，健脾止泻，除痹，排脓，解毒散结。用于水肿，脚气，小便不利，脾虚泄泻，湿痹拘挛，肺痈，肠痈，癌肿。

【传统食用】煎汤，煮粥。

【现代食用】煲汤，煮粥。

余甘子

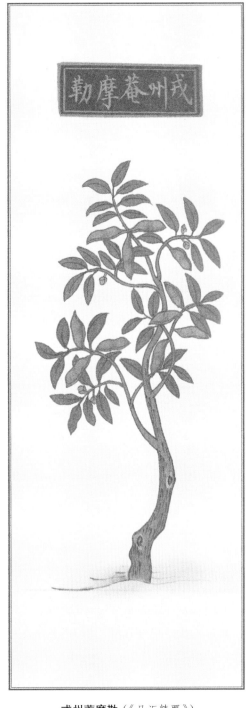

戎州菴摩勒（《品汇精要》）

【别　　名】土橄榄、望果、油甘子、菴摩勒。

【来　　源】大戟科植物余甘子 *Phyllanthus emblica* L. 的果实。

【功效主治】清热凉血，消食健胃，生津止咳。用于血热血瘀，消化不良，腹胀，咳嗽，喉痛，口干。

【传统食用】煎汤，泡酒，生食。

【现代食用】茶饮，药酒，制作果脯，煮食。如余甘子泡蜂蜜茶、土橄榄煮猪心肺。

中国传统
药食同源物质图典

鱼腥草

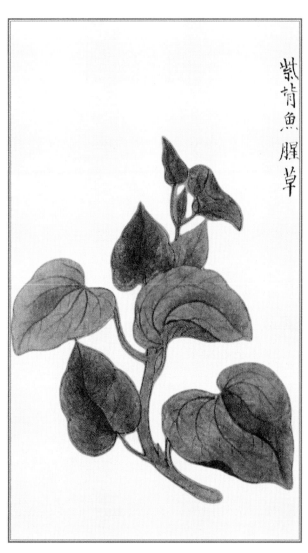

紫背鱼腥草 (《履巉岩》)

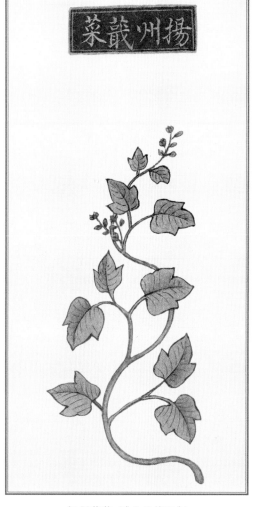

扬州蕺菜 (《品汇精要》)

【别　　名】折耳根、肺形草、臭腥草、蕺菜。

【来　　源】三白草科植物蕺菜 *Houttuynia cordata* Thunb. 的全草。

【功效主治】清热解毒，消痈排脓，利水消肿，利尿通淋。用于肺痈吐脓，痰热喘咳，热痢，小便淋痛，水肿，痈肿疮毒。外用于痈肿疮毒、毒蛇咬伤。

【传统食用】煎汤，研磨成粉，生食，腌菜，炒食。

【现代食用】凉拌，茶饮，炒食。

玉米须

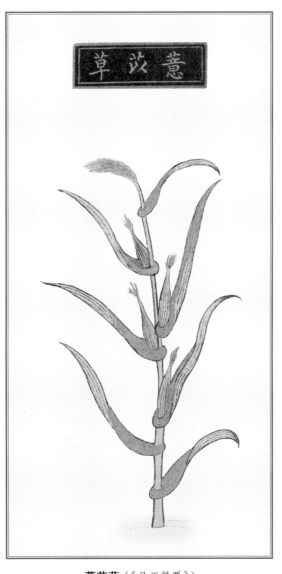

薏苡草（《品汇精要》）

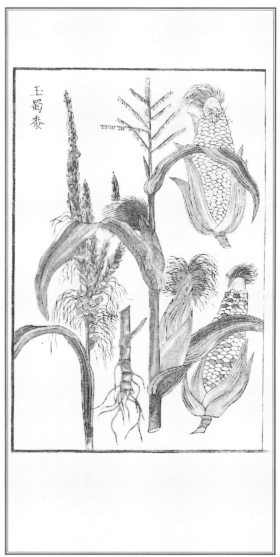

玉蜀黍（《本草图谱》）

【别　　名】玉麦须、玉蜀黍蕊、棒子毛。

【来　　源】禾本科植物玉蜀黍 *Zea mays* L. 的花柱和柱头。

【功效主治】利尿消肿，清肝利胆。用于水肿，小便淋沥，黄疸，乳汁不通。

【传统食用】煎汤。

【现代食用】煎汤，茶饮，煮粥。

玉　竹

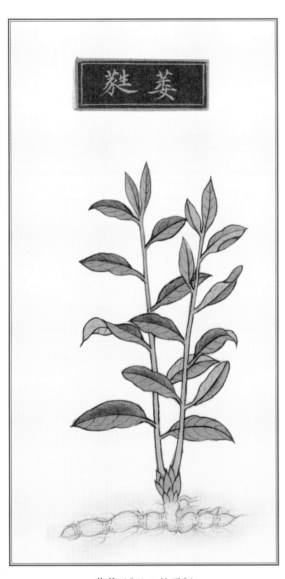

萎蕤（《品汇精要》）

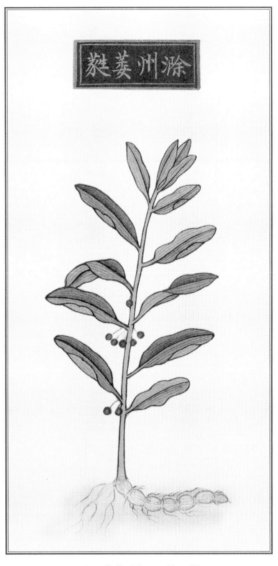

滁州萎蕤（《品汇精要》）

各

论

183

【别　　名】萎蕤、山玉竹、竹七根、百连竹。

【来　　源】百合科植物玉竹 *Polygonatum odoratum*（Mill.）Druce 的根茎。

【功效主治】养阴润燥，生津止渴。用于肺胃阴伤，燥热咳嗽，咽干口渴，内热消渴。

【传统食用】煎汤，熬膏，入丸、散，煮粥，腌制。

【现代食用】煎汤。如清补凉汤。

郁李仁

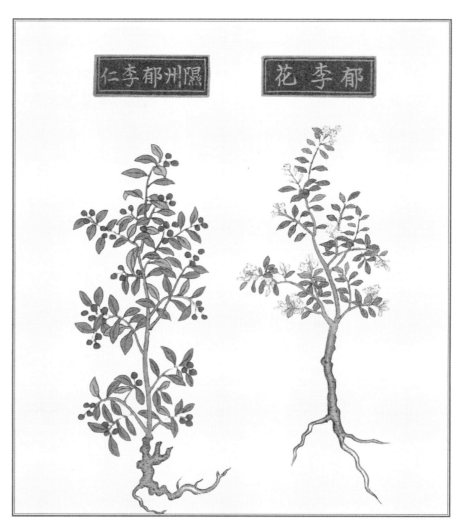

郁李花、隰州郁李仁（《品汇精要》）

【别　　名】车下李、小李仁、大李仁。

【来　　源】蔷薇科植物欧李 *Prunus humilis* Bge.、郁李 *Prunus japonica* Thunb. 或长柄扁
桃 *Prunus pedunculata* Maxim. 的种子。

【功效主治】润肠通便，下气利水。用于津枯肠燥，食积气滞，腹胀便秘，水肿，脚气，
小便不利。

【传统食用】煎汤，熬膏，泡酒，生食。

【现代食用】煎汤，研粉用，煮粥。如郁李仁粥。

预知子

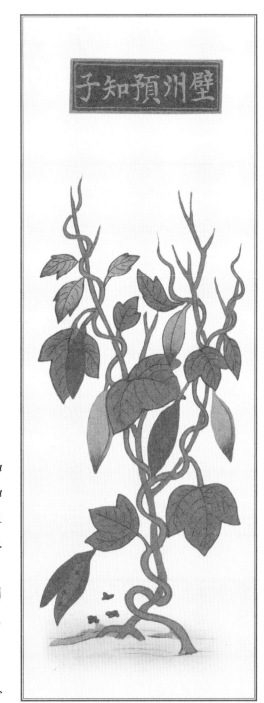

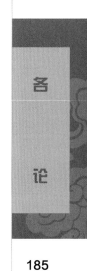

【别　　名】圣知子、盍合子、八月札。

【来　　源】木通科植物木通 *Akebia quinata* （Thunb.）Decne、三叶木通 *Akebia trifoliata*（Thunb.）Koidz. 或白木通 *Akebia trifoliata*（Thunb.）Koidz. var. *australis*（Diels）Rehd. 的果实。

【功效主治】疏肝理气，活血止痛，散结，利尿。用于脘胁胀痛，痛经经闭，痰核痞块，小便不利。

【传统食用】煎汤，浸酒。

【现代食用】煎汤，泡茶，炒食。如八月札炒肉丝。

壁州预知子（《品汇精要》）

芫 荽

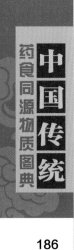

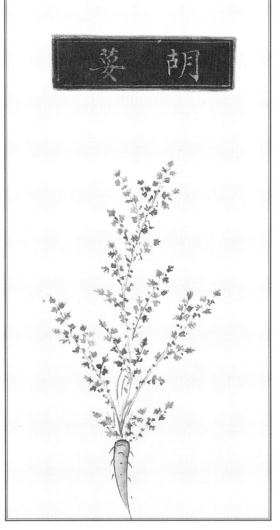

胡荽（《食物本草》）

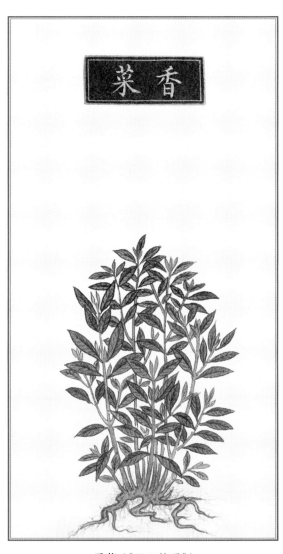

香菜（《品汇精要》）

【别　　名】香菜、假芫茜、胡荽。

【来　　源】伞形科植物芫荽 *Coriandrum sativum* L. 的全草和果实。

【功效主治】发表透疹，消食下气，醒脾和中。用于麻疹初起，透发不畅，发热无汗，食物积滞，消化不良，食欲不振。

【传统食用】香料。

【现代食用】调味，炒食。

中国传统药食同源物质图典

栀　子

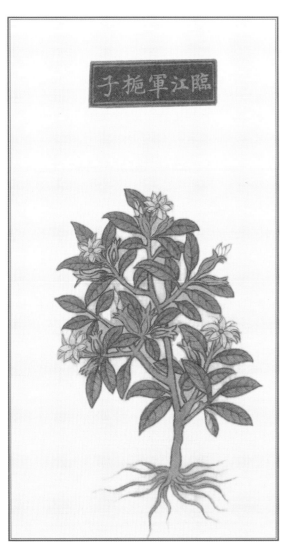

临江军栀子（《品汇精要》）

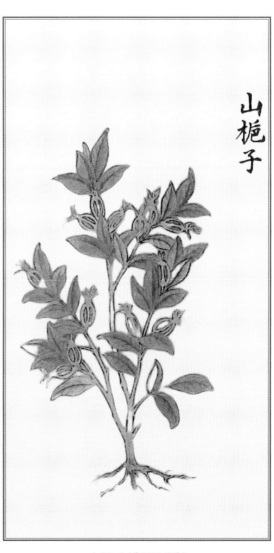

山栀子（《履巉岩》）

各

论

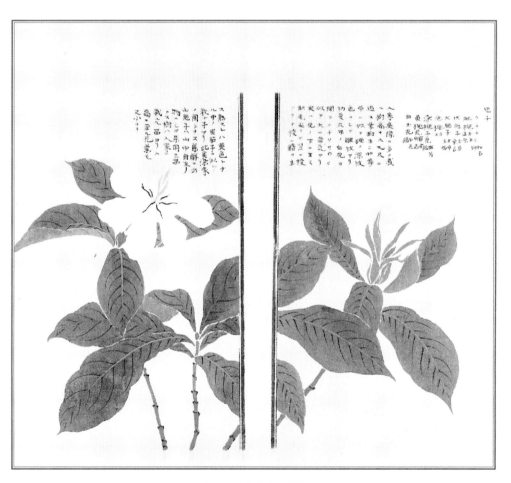

栀子（《本草图谱》）

【别　　名】木丹、山栀子、黄栀。

【来　　源】茜草科植物栀 *Gardenia jasminoides* Ellis 的花和果实。

【功效主治】泻火除烦，清热利湿，凉血解毒；外用消肿止痛。用于热病心烦，湿热黄疸，淋证涩痛，血热吐衄，目赤肿痛，火毒疮疡；外治扭挫伤痛。

【传统食用】煎汤，生食，炒食，煮粥。

【现代食用】茶饮，凉拌，药酒，炒食。如凉拌栀子花、老神童酒。

枳椇子

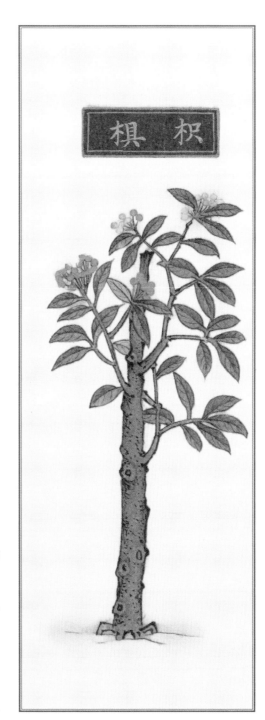

枳椇（《品汇精要》）

【别　　名】木蜜、树蜜、拐枣。

【来　　源】鼠李科植物枳椇 *Hovenia acerba* Lindl. 的种子和肉质果穗。

【功效主治】解酒毒，止渴除烦，止呕，利大小便。用于饮酒过量，醉酒不醒，口干烦渴。

【传统食用】煎汤，入丸、散，煮粥，泡酒。

【现代食用】煎汤，茶饮。如枳椇子猪肺汤、枳椇子四梅汤。

猪 苓

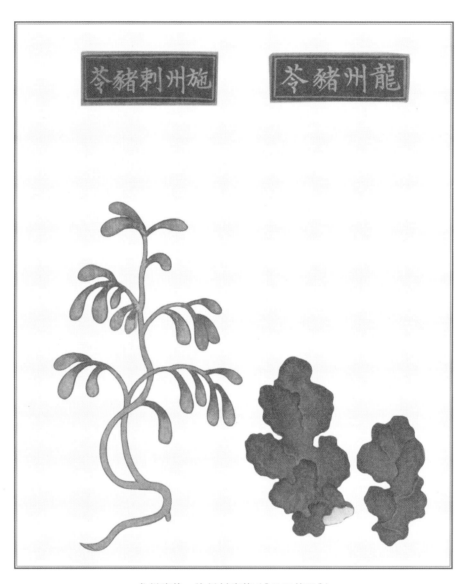

龙州猪苓、施州刺猪苓(《品汇精要》)

【别　　名】苓根、野猪屎、刺猪苓、猪屎苓。

【来　　源】多孔菌科真菌猪苓 *Polyporus umbellatus*（Pers.）Fries 的菌核。

【功效主治】利水渗湿。用于小便不利，水肿，泄泻，淋浊，带下。

【传统食用】煎汤。

【现代食用】泡酒，煎汤。如猪苓鲫鱼汤。

紫苏（附：紫苏子）

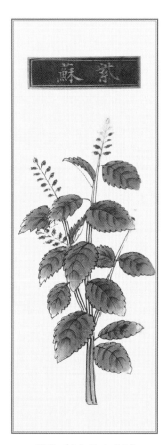

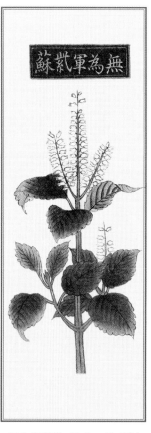

【别　　名】红苏、红紫苏、白苏。

【来　　源】唇形科植物紫苏 *Perilla frutescens*（L.）Britt. 的叶与梗。

【功效主治】解表散寒，行气和胃。用于风寒感冒，咳嗽呕恶，妊娠呕吐，鱼蟹中毒。

【传统食用】煎汤，研末入散剂。

【现代食用】煲汤，凉拌，调味。如紫苏黄瓜、紫苏鸭。

紫苏（《食物本草》）　　　　无为军紫苏（《品汇精要》）

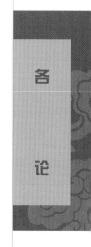

附：紫苏子

【别　　名】苏子、黑苏子、铁苏子。

【来　　源】唇形科植物紫苏 *Perilla frutescens*（L.）Britt. 的果实。

【功效主治】降气化痰，止咳平喘，润肠通便。用于痰壅气逆，咳嗽气喘，肠燥便秘。

【传统食用】煎汤，入丸、散，煮粥。

【现代食用】煎汤，制作甜点、馅料，茶饮。如紫苏籽茶。